Perimenopausa

O Guia da Psicóloga para Mudar Hábitos, Vencer o Comer Emocional e ter mais Saúde Mental

Priscilla Leitner

Publicado por Eloria Press

Orlando, Florida

Primeira edição, 2026

ISBN 979-8-9963491-4-2

Direção editorial: Eloria Press
Projeto gráfico e diagramação: Eloria Press
Design de capa: Eloria Press

Este livro possui caráter exclusivamente educacional e informativo, não substituindo acompanhamento médico, psicológico ou qualquer outro atendimento profissional em saúde. Recomenda-se que o leitor procure profissionais qualificados para avaliação individualizada de suas necessidades.

Instagram: @eloriapress

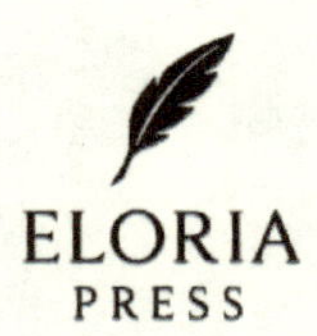

Índice

Introdução

Costuma começar como um sussurro, não um grito. Um dia, você está dando conta da sua agenda, gerenciando os prazos do trabalho e os compromissos da família com a eficiência de quem já tem prática. De repente, do nada, as coisas começam a parecer diferentes. Você acorda às três da manhã, com a mente acelerada revisando cada detalhe do dia anterior. Naquela tarde, você responde mal a uma colega por algo que normalmente nem perceberia. Mais tarde, se pega olhando para dentro da geladeira, se perguntando se mais um punhado de algo para beliscar vai resolver um vazio que você não sabe nomear. Em alguns dias, tudo parece administrável. Outros dias, as coisas parecem fora de controle.

Se você tem se perguntado o que está acontecendo com essas mudanças, saiba que está longe de estar sozinha.

Para milhões de mulheres entre o final dos 30 e o início dos 50 anos, a perimenopausa se instala silenciosamente, e ainda assim muda tudo. Mesmo que você seja uma mulher de alta performance e atenta à saúde, pode se ver pega de surpresa. Talvez você ria, meio sem jeito, sobre "lapsos de memória" ou oscilações repentinas de humor, mas será que entende de fato o quanto essa transição pode afetar seu foco, suas emoções e sua sensação de controle?

Talvez você tenha dito a si mesma que está "só estressada" ou que as mudanças no sono, na energia, no apetite e no foco vão passar. Talvez você tenha varado a noite procurando conselhos no Google e só tenha ficado mais confusa. Pode até ter se esforçado mais para comer melhor, se exercitar mais ou pensar positivo, na esperança de manter tudo nos eixos. Se algo disso soa parecido com a sua jornada, saiba que você não está imaginando coisas, e definitivamente não está fracassando. Seu corpo e sua mente estão enviando sinais reais, que merecem ser compreendidos.

É hora de falar sobre as preocupações que muitas mulheres compartilham, mas raramente dizem em voz alta: ainda sou eu mesma se não me sinto eu mesma? Alguém vai me levar a sério se eu admitir que estou com dificuldades? Isso significa que estou ficando velha, ou perdendo valor? A verdade é que a perimenopausa não é um transtorno nem um declínio. É uma transição natural e significativa na sua biologia e na sua identidade. A imprevisibilidade dos sintomas e a sensação de estar perdendo o controle fazem parte de uma experiência humana compartilhada. Quando você entende o que está acontecendo, pode responder com compaixão e força.

Este livro é um convite para dar sentido a essas mudanças, tendo a ciência e a compaixão como seus guias. Você não vai encontrar aqui soluções rápidas, táticas de medo ou conselhos condescendentes. Em vez disso, vai aprender a enxergar a perimenopausa como uma janela de renovação. Quando você usa esse tempo de forma intencional, é possível reduzir a intensidade dos sintomas mais adiante na menopausa e construir bases mais sólidas para o bem-estar físico, emocional, comportamental e relacional.

Por meio do framework dos seis pilares da *Perimenopausa*, você vai aprender a estabilizar seus ritmos diários, fortalecer a autorregulação e preparar corpo e mente para uma transição mais leve para a menopausa. Vai encontrar abordagens delicadas para o equilíbrio emocional, ferramentas que restauram a resiliência em vez de esgotá-la, e dicas de comunicação para conversas mais produtivas com profissionais de saúde. Mais importante: você vai conquistar liberdade. Livre da vergonha, da culpa e do mito de que a perfeição é a resposta. Juntas, vamos substituir a autocrítica por curiosidade e autoconsciência, deixando de "consertar" para passar a crescer.

Quero que você saiba quem está caminhando ao seu lado nesta jornada. Meu nome é Dra. Priscilla Leitner. Sou psicóloga clínica no Brasil, especializada em comportamento alimentar, estilo de vida e saúde mental. Nas últimas duas décadas, tenho formado profissionais, acompanhado pacientes e construído um instituto de pesquisa que promove a ciência do comportamento alimentar, dos transtornos alimentares e do estilo de vida. Por anos, vi mulheres inteligentes e capazes em dificuldade, desorientadas por mudanças para as quais ninguém as havia preparado. Vivenciar essas mudanças no meu próprio corpo me motivou a escrever este livro, para te ajudar a navegar por esses sentimentos incertos.

Meu trabalho combina ciência e empatia. Acredito que a transformação real acontece quando a pesquisa encontra a autocompaixão. O Perimenopausa dá continuidade a essa missão, ajudando você a entender o que está acontecendo, retomar sua autonomia e desenhar uma vida mais intencional na perimenopausa e além.

Para te orientar com clareza, mas com delicadeza, este livro começa desfazendo mitos, e depois explora como as oscilações hormonais afetam seu corpo, seu cérebro e seu humor. Você vai conhecer os meus seis pilares centrais para um estilo de vida emocionalmente sustentável: alimentação, movimento, estresse, sono, emoções e desequilíbrios, e como aplicá-los para restaurar o equilíbrio hoje, ao mesmo tempo em que protege seu bem-estar para os anos à frente. Mais adiante, você vai se concentrar em cuidados médicos, na reconfiguração de hábitos e nos ritmos diários que promovem clareza e calma de longo prazo. Cada seção oferece insights aplicáveis que cabem em rotinas corridas, para que você nunca precise escolher entre cuidar dos outros e cuidar de si.

Este livro não vai te pedir para negar seu desconforto nem fingir que está tudo bem. A perimenopausa é complexa. Sua biologia, seus pensamentos, suas crenças e o seu entorno estão todos conectados. As abordagens aqui combinam conhecimento médico, perspectiva psicológica e sabedoria da vida real, ajudando você a restaurar essa conexão para se sentir firme, capaz e novamente no controle. Não existe um único caminho "certo" a seguir, mas muitas formas de crescimento. É você quem escolhe quais fazem sentido para você.

Pense neste livro como o seu botão de *reset*: um processo estruturado e, ao mesmo tempo, compassivo, que estabiliza seus ritmos, fortalece a resiliência e te prepara para uma transição mais suave e empoderada para a menopausa. Cada capítulo foi pensado tendo em mente tanto informação quanto compaixão. Você vai encontrar ideias que desafiam crenças desatualizadas e pequenos experimentos que geram progresso real. Virar esta página é o seu primeiro ato de autorresponsabilidade, e um lembrete de que o seu bem-estar importa. Você já tem o que é preciso para encarar essa fase da vida com coragem e curiosidade.

Convido você a ler no seu próprio ritmo. Faça pausas, reflita, anote o que ressoa e experimente sem pressão. Não se preocupe em fazer tudo perfeito. Em alguns dias, você vai dar passos ousados; em outros, pode se sentir insegura. Tudo bem. A autocompaixão será a sua ferramenta mais confiável, ajudando você a seguir em frente mesmo quando as coisas estiverem difíceis.

Ao longo deste livro, você pode esperar honestidade sem alarmismo, encorajamento sem rodeios e estratégias fundamentadas em pesquisa. Vai se ver refletida nessas páginas como alguém capaz de grande adaptabilidade, coragem e crescimento. Pode haver momentos difíceis, mas há também uma oportunidade imensa, uma porta aberta para recalibrar sua saúde, redescobrir suas forças e redefinir o que significa crescer para você.

Bem-vinda ao Perimenopausa uma nova conversa sobre a perimenopausa, fundamentada na ciência, guiada pela empatia e escrita pensando em você.

Parte I:
Despertar e Grounding

(Semanas 1 a 2)

Capítulo 1:

Entendendo a Perimenopausa: Sinais Claros, Mitos e Por Que Este Momento Importa

Você tem percebido sua energia mudando de formas que não consegue explicar direito? Seu humor parece diferente do que você está acostumada, mesmo quando a vida ao seu redor segue igual? Seus padrões de sono mudaram ou ficaram mais difíceis de prever? Seus períodos menstruais parecem menos familiares do que antes? Muitas mulheres começam a sentir essas mudanças anos antes de saberem que elas fazem parte de uma transição normal chamada perimenopausa.

Vamos olhar de perto para a perimenopausa, a fase da vida que antecede a menopausa, vivida por muitas mulheres, mas pouco compreendida. Vamos explorar como reconhecer os sinais e sintomas claros, físicos e emocionais, para que você possa se sintonizar melhor com o que seu corpo está te dizendo. Pelo caminho, vamos desfazer alguns dos mitos e mal-entendidos que cercam esse período, ajudando a dissolver a vergonha que muitas mulheres carregam em silêncio. Também vamos ver por que a perimenopausa pode ser um ponto de *reset*, um momento para fortalecer ritmos diários e construir hábitos que sustentam o bem-estar de longo prazo.

Entendendo a Perimenopausa como uma Janela de Reset

A perimenopausa é a transição gradual que antecede a menopausa. Costuma começar no final dos 30 ou início dos 40 anos, embora algumas mulheres a experimentem mais cedo ou mais tarde. Ela pode te afetar por um período de quatro a oito anos, ou até mais, antes da menopausa propriamente dita. Durante essa fase, os ovários começam a produzir estrogênio e progesterona em padrões irregulares. Essas oscilações afetam muitos sistemas do corpo, incluindo a regulação da temperatura, o sono, o humor, a cognição, o metabolismo e a resiliência emocional.

Embora os sintomas possam parecer imprevisíveis, essa fase é um processo biológico natural, e dentro dela existe uma oportunidade única para você. Quando você aproveita ao máximo esse tempo, pode literalmente mudar seu futuro e reduzir a intensidade da menopausa.

É por isso que acredito firmemente que a perimenopausa é mais do que uma mudança hormonal. É a sua janela natural de renovação. Durante esse período, seu corpo se torna especialmente receptivo a hábitos saudáveis e ritmos estabilizadores.

Esse *reset* não é uma solução rápida. É um processo estruturado e compassivo, que fortalece suas rotinas diárias, aprimora a regulação emocional e metabólica, e prepara seu sistema para uma transição mais suave e leve para a menopausa. Entender o que está acontecendo no seu corpo ajuda a substituir o medo por clareza. Quando você encara essa fase com intenção em vez de urgência, retoma a autonomia em uma etapa da vida que muitas vezes deixa as mulheres se sentindo sobrecarregadas, confusas ou ignoradas.

Essa janela de *reset* é sobre criar estabilidade onde os hormônios criam instabilidade, e sobre construir práticas que vão te sustentar muito depois de a transição estar completa. É uma chance de realinhar seus ritmos, se nutrir de outra forma e entrar no próximo capítulo da sua vida com mais firmeza e autodireção.

Reconhecendo as Primeiras Mudanças Físicas

A perimenopausa costuma começar com mudanças sutis no corpo, que podem causar confusão se você não as estiver esperando. Essas mudanças refletem o declínio e a oscilação naturais do estrogênio e da progesterona, que influenciam múltiplos sistemas, incluindo as funções reprodutivas, metabólicas e termorregulatórias (Santoro et al., 2015). O reconhecimento precoce te dá a chance de responder com delicadeza e intenção, em vez de reagir com preocupação. Alguns dos sintomas físicos mais comuns incluem (Perimenopause, 2025):

Mudanças Menstruais

- Os períodos podem ficar irregulares, chegando antes ou depois do esperado.
- O fluxo pode oscilar em volume, às vezes mais intenso, outras vezes mais leve do que o habitual.
- A duração do ciclo pode encurtar por vários meses e depois aumentar novamente de forma imprevisível.
- Pular ciclos ocasionalmente é comum e geralmente reflete ajustes hormonais, e não uma doença subjacente.

Ondas de Calor e Suores Noturnos

- Uma sensação repentina de calor, muitas vezes começando no peito, pescoço ou rosto, pode causar rubor ou suor.
- Os suores noturnos podem atrapalhar o sono e te deixar exausta durante o dia.
- A intensidade varia: algumas mulheres sentem um calor leve, outras precisam mudar de roupa ou de roupa de cama.

Alterações no Sono

- Pegar no sono ou se manter dormindo pode ficar mais difícil.
- Acordar de madrugada e ter dificuldade para voltar a dormir é comum.

- Essas mudanças no sono estão fortemente ligadas às oscilações hormonais, que afetam os ritmos circadianos do corpo e a termorregulação.

Mudanças na Pele, no Cabelo e no Corpo

- A pele pode ficar mais seca, mais sensível ou desenvolver uma textura parecida com papel.
- O cabelo pode ficar mais fino, perder o brilho ou ficar mais quebradiço.
- Algumas mulheres notam mudanças na percepção da temperatura corporal, como sentir mais frio ou mais calor do que o habitual.

Tornar-se mais consciente destes sinais físicos permite que você acompanhe padrões, se comunique com clareza com profissionais da saúde e implemente práticas de estilo de vida que vão te ajudar a usar essa fase da sua vida como um *reset.*

Entendendo as Mudanças Emocionais e Cognitivas

A perimenopausa não afeta apenas o corpo físico, mas também as emoções e a mente. Essa fase da vida pode trazer mudanças notáveis no humor, na sua regulação emocional e no seu funcionamento cognitivo (Digitale, 2024). Essas mudanças se devem à forma como as oscilações de estrogênio e progesterona influenciam os neurotransmissores que regulam seu humor, foco e memória. Aqui estão sintomas comuns para você ficar atenta (Dutchen, 2021):

Humor e Regulação Emocional

- A irritabilidade pode aumentar, às vezes desencadeada por pequenos estressores que antes pareciam administráveis.

- A ansiedade pode ficar mais presente, fazendo com que responsabilidades cotidianas pareçam mais pesadas.
- Oscilações rápidas de humor podem acontecer, com as emoções mudando de esperança e alegria para tristeza ou frustração em um curto período.
- Entender que os hormônios afetam as emoções permite que você responda com autocompaixão em vez de autocrítica.

Alterações Cognitivas

- Pode surgir uma sensação de "névoa mental", dificultando lembrar nomes, encontrar as chaves ou guardar detalhes em reuniões.
- Processar informações pode parecer mais lento, e fazer várias coisas ao mesmo tempo pode se tornar mais desafiador.
- Essas alterações cognitivas são temporárias e geralmente melhoram com estratégias que apoiam a função executiva, como manter listas, praticar meditação e priorizar o sono.

Respostas Comportamentais

- O Comer Emocional pode aumentar como forma de lidar com o estresse ou as mudanças no humor.
- Reações impulsivas podem ocorrer com mais frequência em situações de pressão.
- Pausar para reconhecer esses padrões ajuda a reduzir a vergonha e abre espaço para ajustes suaves nos hábitos, como lanches conscientes ou pequenas pausas para se movimentar ou respirar.

A consciência sobre esses padrões emocionais e cognitivos cria espaço para você implementar estratégias que aumentem sua estabilidade, reduzem o estresse e fortalecem sua confiança no trabalho, nos relacionamentos e na vida diária.

Sintomas Menos Comuns, mas Importantes

Embora você possa perceber mudanças nos ciclos, no humor e no sono, a perimenopausa também pode trazer mudanças mais sutis, que são facilmente ignoradas. Reconhecê-las cedo te ajuda a responder de forma proativa, em vez de se sentir insegura ou alarmada. Alguns dos sintomas que você pode experimentar são:

Libido e Saúde Sexual

- O desejo sexual pode oscilar, às vezes diminuindo sem uma razão externa óbvia.
- Ressecamento vaginal ou desconforto durante a intimidade podem surgir conforme os níveis de estrogênio mudam.

Mudanças nas Articulações, Músculos e Ossos

- Algumas mulheres percebem dores ou rigidez nas articulações, especialmente pela manhã ou depois de atividades leves.
- Manter movimento e exercícios de força agora pode proteger a saúde dos ossos e dos músculos nos anos à frente.

Mudanças Digestivas e Metabólicas

- A digestão pode ficar menos previsível, com inchaço ou desconforto após a ingestão de alimentos que antes eram bem tolerados.
- O metabolismo pode mudar gradualmente, às vezes contribuindo para alterações de peso mesmo sem mudanças na alimentação ou na atividade física.

Regulação de Temperatura e Mudanças Sensoriais

- As mãos e os pés podem ficar mais frios ou mais quentes do que o habitual, muitas vezes sem motivo claro.
- Algumas mulheres experimentam maior sensibilidade a cheiros, sabores ou texturas.

Acompanhar essas mudanças mais sutis permite que você implemente ajustes gradualmente, reforçando a sensação de controle.

Como os Mitos Moldam a sua Experiência

Você provavelmente já ouviu algumas histórias sobre a perimenopausa que fazem ela parecer assustadora ou impossível de administrar. Talvez amigas, propagandas ou novelas façam parecer que tudo na sua vida, incluindo sua energia, seu humor e seu corpo, vai despencar de uma hora para outra. A verdade é que essas histórias costumam exagerar os desafios e alimentar uma vergonha desnecessária. Reconhecer o mito versus a realidade permite que você se concentre em passos práticos e celebre suas pequenas vitórias.

Mitos Comuns

- Algumas pessoas dizem que a perimenopausa é apenas uma queda lenta rumo ao declínio, em que você perde energia, foco ou até atratividade. A realidade é que essas experiências variam muito, e você pode se sentir bem ou até empoderada nessa fase.
- Você pode ouvir que o ganho de peso ou mudanças no corpo são inevitáveis. Embora os hormônios de fato influenciem o metabolismo, seu estilo de vida, o estresse e a genética também desempenham um papel importante; pequenos hábitos consistentes fazem diferenças significativas ao longo do tempo.
- Outro mito é que oscilações de humor ou irritabilidade significam que você perdeu o controle. Muitas vezes, essas

mudanças são simplesmente seu cérebro se ajustando às mudanças hormonais. Perceber e aprender a respeitar suas emoções sem julgamento faz parte do progresso.

Impacto dos Mitos

- Acreditar nesses mitos pode fazer você duvidar de si mesma ou sentir culpa por mudanças normais.
- Você pode adiar pedir ajuda, experimentar novos hábitos ou conversar com seu médico porque sente que "deveria" estar dando conta de tudo perfeitamente.
- Internalizar essas histórias pode fazer com que a perimenopausa seja vivida sozinha, como se você fosse a única em dificuldade, quando, na realidade, milhões de mulheres vivenciam mudanças semelhantes nessa fase da vida.

Reformulando a Narrativa

A perimenopausa não é um problema para esconder, mas sim uma fase natural da vida que pode ser desafiadora às vezes, mas que vem com muitas oportunidades de fazer mudanças duradouras na sua vida. Quando você reconhece quais histórias são mitos, pode responder com curiosidade em vez de julgamento.

Entender a realidade da perimenopausa permite que você tome decisões com base no que de fato funciona para o seu corpo, e não no que a cultura te diz que deveria acontecer.

Por que a Vergonha Persiste

Mesmo quando você conhece os fatos, é comum sentir um certo constrangimento sobre o que está acontecendo durante a perimenopausa, ou até a sensação de que precisa manter sua experiência em segredo. Essa vergonha costuma vir das histórias que a sociedade conta sobre essa fase da vida, e do fato de que poucas mulheres falam abertamente sobre o que realmente estão passando.

Muitas mulheres sentem que deveriam lidar com tudo perfeitamente. Lutar com mudanças de peso, oscilações de humor ou desejos por comidas reconfortantes pode facilmente disparar culpa ou autocrítica. Você pode se pegar pensando: "Eu não deveria estar tão cansada" ou "Eu não deveria me sentir assim". Esses pensamentos tornam tentador esconder suas experiências, evitar conversas com amigas ou até mesmo adiar consultas médicas.

A vergonha também persiste por causa do silêncio social. As aulas de educação em saúde, a mídia tradicional e as conversas públicas raramente abordam a perimenopausa em profundidade. Muitas mulheres entram nessa fase sem nem saber o que esperar. Quando você não vê sua experiência refletida em lugar nenhum, é fácil acreditar que está "fazendo errado".

A boa notícia é que entender a biologia por trás dessas mudanças pode dissolver essa vergonha. Oscilações de humor, esquecimentos, suores noturnos ou desejos súbitos são o resultado natural de níveis hormonais em mudança. Quando você consegue nomear o que está acontecendo, fica mais fácil substituir o julgamento pela compaixão. Em vez de pensar "Tem alguma coisa errada comigo", você pode passar a pensar "Meu corpo está se adaptando, e esses sentimentos são temporários".

Quando você tem informações precisas e uma compreensão clara do que está acontecendo no seu corpo, pode soltar essa vergonha. Essa clareza te dá a liberdade de pedir ajuda, experimentar novas estratégias e construir hábitos que de fato apoiam sua saúde e seu bem-estar. Reconhecer que a perimenopausa é uma experiência normal e compartilhada pode transformar o isolamento em conexão e a incerteza em cuidado proativo. Pode transformar a perimenopausa no *reset* que ela pode ser.

Reformulando a Perimenopausa como um Ponto de Virada

A perimenopausa é mais do que apenas sintomas e desafios desconfortáveis. É um convite para fazer uma pausa, refletir e assumir o controle da sua saúde de uma nova maneira. Em vez de vê-la como um declínio, pense nela como uma oportunidade para redefinir seus hábitos, rotinas e prioridades.

Seu corpo está enviando sinais por uma razão. Mudanças no sono, na energia ou no humor são cutucadas pedindo atenção. Quando você responde com intenção, pode transformar essas mudanças em oportunidades. Talvez você precise de mais descanso, de uma abordagem diferente para o movimento ou de uma nova forma de gerenciar o estresse. Pequenos ajustes agora podem ter um grande impacto, ajudando você a se sentir mais centrada hoje e tornando mais leve a transição para a menopausa lá na frente.

Essa fase também é uma chance de experimentar hábitos que sustentam o bem-estar de longo prazo. Comer com mais atenção, se mover de formas que te energizem em vez de te esgotar, ou praticar pequenos momentos de *mindfulness* ao longo do dia podem se tornar âncoras. Cada escolha é um passo rumo a mais resiliência, clareza e autoconfiança.

Ao reformular a perimenopausa como um ponto de virada, você para de lutar contra o seu corpo e começa a trabalhar com ele. Recupera o senso de autonomia e transforma a incerteza em curiosidade. O que parece ruptura pode se tornar uma porta de entrada para uma nova fase mais intencional e empoderada.

Desenvolvendo uma Mentalidade de Autoconhecimento

A forma como você pensa a perimenopausa molda sua experiência mais do que você imagina. Encarar essa fase com uma mentalidade de autoconhecimento, acreditando que os desafios são oportunidades de aprendizado e adaptação, pode fazer uma grande diferença no seu bem-estar emocional e físico.

Em vez de enxergar oscilações de humor, alterações no sono ou desejos por comida como obstáculos ou prova de que algo está "errado", a mentalidade de autoconhecimento enquadra essas experiências como sinais. São pistas de que seu corpo e seu cérebro estão se ajustando, e de que pequenas mudanças intencionais podem gerar melhorias significativas. Por exemplo, perceber que sua energia cai à tarde pode inspirar um novo lanche, uma caminhada breve ou uma pausa consciente que de fato impulsiona o foco e o humor.

Pesquisas mostram que pessoas que adotam uma mentalidade de autoconhecimento experimentam menos estresse, maior resiliência e melhor capacidade de resolver problemas diante de mudanças. No contexto da perimenopausa, essa perspectiva incentiva a curiosidade em vez do julgamento, a experimentação em vez da autocrítica, e o progresso gradual no lugar do perfeccionismo.

Aqui estão algumas dicas para cultivar uma mentalidade de autoconhecimento durante a perimenopausa:

- **Reinterprete os desafios como experimentos:** em vez de dizer "não consigo lidar com isso", tente "essa é uma chance de descobrir o que funciona para mim".

- **Registre pequenas vitórias:** mantenha um diário de pequenas melhorias no sono, na energia, no humor ou no comer emocional, para reforçar o progresso ao longo do tempo.

- **Pratique a autocompaixão:** converse consigo mesma como conversaria com uma amiga. Erros e contratempos são normais, não fracassos.

- **Faça perguntas reflexivas:** "O que posso aprender com este dia?" ou "Que ajuste poderia tornar isso mais fácil da próxima vez?" incentivam a compreensão em vez da frustração.

- **Celebre a adaptabilidade:** reconheça quando você experimenta uma nova estratégia ou faz uma mudança positiva, mesmo que os resultados não sejam imediatos.

Abraçar o crescimento não elimina seus desafios, mas te dá ferramentas para enfrentá-los com adaptabilidade e otimismo. Quando você combina o conhecimento sobre o seu corpo com uma mentalidade que valoriza o aprendizado e a flexibilidade, a perimenopausa se torna uma fase de descobertas, empoderamento e crescimento pessoal.

Ferramentas para Começar o seu Reset

A perimenopausa é um período de consciência, reflexão e ação intencional. Estas ferramentas foram criadas para ajudar você a se conectar com o seu corpo, identificar padrões e começar a mudar sua mentalidade, para que você possa navegar por essa fase com clareza e confiança.

Checklist de Sintomas

Acompanhar seus sintomas da perimenopausa ajuda você a identificar padrões, entender seu corpo e se comunicar de forma mais eficaz com os profissionais de saúde que vão te acompanhar nessa jornada. Use este checklist diariamente ou semanalmente, anotando a intensidade ou frequência de cada sintoma. Você pode classificá-los em uma escala simples de 0 = nenhum, 1 = leve, 2 = moderado, 3 = intenso.

Sintomas físicos:

▢ mudanças no ciclo menstrual (antes, depois, mais intenso, mais leve, ciclos ausentes) ______

▢ ondas de calor ou sensação repentina de calor ______

▢ suores noturnos ou sono interrompido ______

▢ mudanças na pele, no cabelo ou nas unhas ______

▢ dores ou rigidez nas articulações _______

▢ alterações digestivas, inchaço ou desconforto _______

▢ alterações na libido _______

Sintomas emocionais:

▢ oscilações de humor _______

▢ irritabilidade ou raiva _______

▢ ansiedade ou inquietação _______

▢ sensação de sobrecarga ou desânimo _______

▢ vontade de comer ou comer emocional _______

Sintomas cognitivos:

▢ névoa mental ou esquecimentos _______

▢ dificuldade para focar ou acompanhar conversas _______

▢ processamento mais lento de informações _______

Outras observações:

▢ níveis de energia baixos ao longo do dia _______

▢ estresse elevado _______

▢ desafios em relacionamentos ou na comunicação _______

▢ hábitos de autocuidado (exercício, nutrição ou relaxamento) _______

Dicas para usar o checklist:

- Acompanhe os sintomas por pelo menos duas semanas para identificar padrões.

- Escreva notas ao lado de cada sintoma para adicionar contexto, como gatilhos ou situações.
- Leve seu checklist às consultas com profissionais de saúde para ter conversas mais produtivas.
- Use-o como ponto de partida para reflexões, anotações em diários ou momentos de autoconhecimento.

Perguntas de reflexão

Depois de acompanhar seus sintomas por alguns dias ou semanas, reserve um momento para refletir. Estas perguntas foram pensadas para te ajudar a explorar sua experiência, identificar padrões e começar a pensar em mudanças intencionais. Anote suas respostas em um diário ou caderno.

Entendendo o Seu Corpo

Quais sintomas físicos têm sido mais perceptíveis ou surpreendentes?

____

____

____

____

____

Quando esses sintomas costumam aparecer, e existem padrões relacionados ao horário do dia, ao estresse ou à atividade?

____

____

____

Como meus níveis de energia flutuam ao longo do dia?

Consciência Emocional

Quais emoções estão mais fortes no momento, e como elas se manifestam no meu dia a dia?

Existem situações que consistentemente disparam irritabilidade, ansiedade ou tristeza?

Como costumo responder a esses sentimentos, e como gostaria de reagir de forma diferente?

Padrões Cognitivos

Quais desafios mentais estão mais presentes, como névoa mental, esquecimentos ou dificuldade de foco?

Existem estratégias específicas que já usei que ajudam a melhorar o foco ou a memória?

Como posso integrar essas estratégias de forma mais consistente?

Mentalidade e Autocompaixão

Que histórias ou crenças sobre a perimenopausa tenho percebido nos meus pensamentos?

Como posso reformular os desafios como oportunidades de crescimento, em vez de evidências de perda?

Que pequenos atos de autocompaixão posso praticar hoje para honrar meu corpo e minha mente?

Olhando para o Futuro

Quais hábitos ou rotinas têm sido um suporte para mim agora, e quais poderiam ser ajustados?

___

___

___

___

Que pequena ação posso fazer esta semana para apoiar meu bem-estar físico, emocional ou mental?

___

___

___

___

Como posso celebrar o progresso que já fiz, mesmo que pareça pequeno?

___

___

___

___

Dica: Revise e Reflita Semanalmente

Reserve alguns minutos no fim de cada semana para revisar seu checklist de sintomas e suas respostas de reflexão. Procure padrões, celebre pequenas vitórias e observe quaisquer mudanças em como você se sente física, emocional e mentalmente. Essa prática te ajuda a identificar tendências, ajustar estratégias e reforçar sua sensação de autonomia conforme você atravessa a perimenopausa.

Considerações Finais

Agora que você entende o que a perimenopausa realmente é, para além dos mitos e da vergonha, pode começar a vê-la como uma chance de pausar, escutar e cuidar de si de novas formas. Reconhecer as mudanças físicas e emocionais como sinais naturais permite que você responda com curiosidade em vez de medo, construindo hábitos que apoiam o seu bem-estar hoje e no futuro.

Essa fase te convida a redefinir prioridades, ajustar rotinas e fortalecer a autoconfiança, para que você se sinta mais centrada e preparada para as mudanças que estão por vir. Com informações claras e uma autoconsciência compassiva, você pode transformar sua percepção da perimenopausa, deixando de vê-la como um tempo de perda e passando a vê-la como uma oportunidade de moldar como você vive, trabalha e como vai crescer nos próximos anos.

Capítulo 2:

Hormônios e a Conexão Corpo-Cérebro: Como as Flutuações Influenciam Humor, Sono, Apetite e Metabolismo

Quantas vezes por dia você percebe seu humor mudando sem motivo claro, ou se vê incapaz de dormir mesmo quando está exausta? Talvez seu apetite te pregue peças: num momento você se sente satisfeita, no seguinte está com vontade de todo tipo de comida reconfortante. Se você tem se perguntado o que está por trás dessas mudanças repentinas, saiba que não está sozinha.

Esses são os sinais sutis, e às vezes nem tão sutis, que seus hormônios estão enviando entre o seu corpo e o seu cérebro. Entender essas mensagens pode ser como destravar um novo nível de autoconsciência. Te dá o poder de enxergar suas experiências sob uma nova luz. Você começa a perceber que a questão é menos sobre o que há de errado com você e mais sobre o que está acontecendo dentro do seu corpo.

Vamos explorar esses altos e baixos hormonais, e tudo o que acontece entre eles, e como influenciam não só como você se sente, mas também como descansa, come e atravessa o seu dia. Trata-se de encarar essa fase com conhecimento e gentileza, transformando o que parece imprevisível em momentos administráveis.

Hormônios e seu Impacto no Humor, na Cognição e na Regulação Emocional

Muitos hormônios diferentes estão envolvidos na perimenopausa, e entender como eles atuam tanto em conjunto quanto uns contra os outros é um passo importante para fazer as mudanças necessárias e preparar a sua vida para essa nova fase.

Vamos começar pelo estrogênio, um dos hormônios mais importantes para a sua saúde reprodutiva. O estrogênio está no centro das mudanças hormonais durante a perimenopausa. Ele influencia praticamente todos os sistemas do seu corpo, dos órgãos reprodutivos ao cérebro e ao metabolismo.

É por isso que o estrogênio costuma ser chamado de "regulador-mestre". Ele não controla apenas o seu ciclo menstrual e a sua fertilidade, mas também molda como o seu cérebro sente, pensa e responde ao mundo (Nichols, 2025). Tudo isso muda durante a perimenopausa. Em vez de cair de forma constante, como acontecia nos ciclos mensais regulares, ele sobe e desce em picos imprevisíveis. Isso significa que, em uma semana, você pode ter um período menstrual intenso e se sentir estranhamente energizada, e poucos dias depois vivenciar ondas de calor, queda no humor e até dificuldade para dormir.

O estrogênio também ajuda a regular neurotransmissores, como a serotonina e a dopamina. Esses neurotransmissores ajudam a controlar seu humor, apetite e até mesmo o sono (Bendis et al., 2024). Quando seu nível de estrogênio está alto, você se sente animada, com a mente clara e sociável. Mas quando ele cai drasticamente, o oposto pode acontecer. Você pode ficar irritada, ansiosa e seu apetite pode aumentar ou diminuir de repente, e a vontade de comer doces ou salgados pode ficar intensa. Nesses momentos, é comum se perguntar: "Por que meu humor muda tão rápido?" ou "Por que de repente estou com vontade de batata frita à meia-noite?"

Nas fases iniciais dessa dança imprevisível do estrogênio, a progesterona traz uma dose de calma. Quando a perimenopausa começa, sua progesterona começa a cair antes do estrogênio. Mas, diferente do estrogênio, que oscila de forma drástica em alguns momentos, seus níveis de progesterona caem de forma constante ao longo do tempo (Progesterone Changes in Perimenopause, 2024). Níveis saudáveis de progesterona acalmam o seu cérebro e o seu sistema nervoso. Ela te ajuda a se sentir firme, menos ansiosa e mais capaz de dormir em paz. Por muitos anos, esse hormônio funcionou como um regulador emocional, te ajudando a lidar com estresse, irritabilidade e frustração.

Quando seus níveis de progesterona caem, esses efeitos calmantes enfraquecem. O freio natural do seu corpo contra a ansiedade e a insônia some, e fica muito mais fácil se sentir agitada, de pavio curto ou virada de um lado para o outro por pensamentos acelerados durante a noite. Seus padrões de sono podem mudar de forma significativa. Você pode passar horas se mexendo na cama antes de finalmente pegar no sono, ou pode adormecer com facilidade, mas acordar às três da manhã com a mente inquieta. Durante o dia, você pode se irritar com as pessoas por pequenas coisas que normalmente nem a incomodariam. Não é falta de força de vontade ou um defeito pessoal. Seu sistema nervoso perdeu parte do seu amortecedor natural.

E ainda tem o cortisol, o hormônio do estresse, que aumenta quando você reage ao estresse. Ele é produzido pelas glândulas adrenais e ajuda seu corpo a responder rapidamente a desafios, dando uma explosão de energia ou foco quando necessário (Woods et al., 2009). Quando seu nível de cortisol está alto demais ou fora de ritmo, você terá ainda mais dificuldade para lidar com os desafios da vida. Durante a perimenopausa, as oscilações de estrogênio e progesterona podem desorganizar a forma como o seu cérebro (especificamente o hipotálamo e a glândula pituitária) se coordena com as glândulas adrenais. O resultado é um cortisol que dispara nos momentos errados ou permanece elevado por períodos mais longos.

Quando seu cortisol dispara enquanto a progesterona está baixa e o estrogênio está instável, os efeitos vão parecer amplificados. Você provavelmente vai se sentir cansada com mais frequência, terá mais dificuldade com oscilações de humor e vontade de comer, e muitos outros desafios típicos da perimenopausa vão parecer fora de controle.

Como os Hormônios Interagem e Criam Oscilações Diárias

Seu estrogênio, sua progesterona e seu cortisol não atuam em mundos separados. Uma mudança em um deles dispara mudanças nos outros. Quando seu estrogênio dispara ou cai, isso afeta a forma como seu cérebro responde ao estresse. Se sua progesterona está baixa durante uma oscilação de estrogênio, seu sistema nervoso perde a capacidade de se manter calmo, então o estresse bate mais forte. Em períodos em que seu cortisol já está alto por sono ruim, pressão no trabalho ou crises familiares, os efeitos combinados podem se acumular rapidamente (Edwards & Mills, 2008). Você terá dificuldade para dormir, mais quedas de humor, e decisões simples podem subitamente parecer extremamente difíceis.

Esse ciclo de hormônios subindo e descendo, e suas conversas constantes uns com os outros, explica por que suas experiências do dia a dia podem parecer tão diferentes. Em uma manhã, o mundo pode parecer luminoso e cheio de possibilidades. Na manhã seguinte, você pode se sentir ansiosa, em névoa mental ou à beira das lágrimas. Identificar esses padrões pelo que eles realmente são vai te ajudar a entender que seus sintomas são respostas a uma química em mudança, e não falhas do seu caráter ou esforço.

A consciência permite que você antecipe os dias mais difíceis, dose seu ritmo e responda com estratégias gentis e práticas.

O Efeito dos seus Hormônios Sobre o Apetite, a Vontade de Comer e o seu Metabolismo

Agora que você entende como os hormônios afetados pela perimenopausa podem impactar seu humor, sua função cognitiva e suas emoções, talvez se pergunte por que eles também podem te fazer querer um lanche mesmo quando você acabou de comer. A resposta é simples: seus hormônios dizem ao seu cérebro quando é hora de comer e que tipo de alimento seu corpo precisa. Quando seus níveis hormonais estão oscilando, como acontece na perimenopausa, eles enviam mensagens contraditórias. Em um dia, você pode se sentir satisfeita depois de um omelete. Em outro, pode experimentar uma fome que aparece do nada no meio da tarde, persistente e aguda, mesmo depois de um bom almoço.

As oscilações de estrogênio e progesterona têm um papel central nessas mudanças repentinas. O estrogênio mais alto tende a manter sua fome sob controle e a tornar mais fácil perceber quando você está satisfeita. Quando seu estrogênio cai, seu apetite pode aumentar, e você pode se ver tendo vontades incomuns (Hirschberg, 2012). O desejo por comidas reconfortantes, como pizza, pão, biscoitos ou chocolate, não é aleatório nem falta de disciplina. É o seu corpo captando os sinais hormonais.

A progesterona tem sua própria influência. Quando ela cai, seu cérebro fica embaçado, e o intestino desacelera, dificultando a percepção dos sinais naturais de "estou satisfeita". É por isso que você pode sentir fome logo depois de terminar uma refeição.

Essas mudanças no seu apetite e na vontade de comer estão diretamente ligadas aos seus hormônios e às suas emoções. Seu ciclo menstrual, incluindo a fase folicular, a ovulação e as oscilações pré-menstruais, afeta a sensação de fome e saciedade. Isso está profundamente ligado à produção de serotonina no seu cérebro. A serotonina é um hormônio que afeta seu humor, sono, digestão e muitas outras funções corporais. Quando o nível de estrogênio cai, o corpo também produz menos serotonina. Como resultado, seu corpo passa a desejar carboidratos e açúcar, já que essas são duas formas rápidas de dar um impulso de energia ao cérebro (Scaccia, 2022).

Construindo Confiança com a Vontade de Comer

Quando seu apetite muda e vontades estranhas tomam conta, responder com curiosidade em vez de culpa pode mudar o jogo. Comer intuitivo significa se sintonizar com esses sinais sem julgamento severo. Significa se fazer perguntas para entender a real razão dessas mudanças nos seus hábitos alimentares. Por exemplo, você pode se perguntar: "Essa vontade é uma forma de me acalmar depois de uma reunião difícil, ou tenho outros sintomas que sugerem que meus hormônios estão oscilando?". Uma vez entendida a razão, você consegue manejá-la. Por exemplo, se permitir comer uma quantidade limitada de certos alimentos, em vez de restringi-los por completo, tira o poder deles. Com o tempo, isso constrói uma relação de confiança em vez de atrito com as escolhas alimentares.

Além da fome e da vontade de comer, a perimenopausa muda a forma como o seu corpo metaboliza e armazena energia. Com a idade, seu metabolismo naturalmente desacelera. Somado a isso, o estrogênio mais baixo deixa seu corpo menos sensível à insulina, alterando o quão eficientemente ele usa a glicose como energia. Isso pode levar a oscilações de glicemia, sinais de fome mais fortes e, para muitas mulheres, maior facilidade de armazenar gordura. Esse excesso de armazenamento de gordura costuma ficar concentrado na região abdominal.

A progesterona também afeta a sua digestão. Níveis mais baixos significam um movimento intestinal mais lento, levando a sensações de inchaço ou plenitude que duram mais. Isso pode tornar mais difícil saber se o seu corpo realmente precisa de comida ou se ele só está se sentindo "estranho". Todas essas mudanças podem ser frustrantes, especialmente se as suas roupas estão vestindo diferente ou o número da balança vai subindo. Mas essas mudanças são respostas normais a uma paisagem biológica em transformação. No Capítulo 5, vamos discutir hábitos alimentares durante a perimenopausa, assim como estratégias simples para te ajudar a assumir o protagonismo do seu corpo nesse período de transição.

Por que os Hormônios Podem Causar Noites sem Dormir?

Durante a perimenopausa, as oscilações nos níveis hormonais podem ter um grande impacto nos seus padrões de sono. Conforme a progesterona cai, seu corpo perde um hormônio naturalmente calmante e indutor do sono, que costuma estimular um descanso profundo e reparador e acalmar o seu sistema nervoso. Com níveis mais baixos de progesterona, você pode se ver acordando com frequência ou cedo demais, lutando para voltar a dormir, ou tendo um sono leve sem se sentir descansada.

Níveis mais baixos de estrogênio se somam a essas perturbações ao desorganizar a regulação da temperatura do seu corpo (Haufe & Leeners, 2023). Isso pode levar a ondas de calor e suores noturnos, incluindo picos repentinos de calor que interrompem seu sono e causam despertares repetidos, afetando ainda mais o seu descanso. Essas alterações hormonais podem tornar a hora de dormir assustadora, já que você pode antecipar mais uma noite agitada antes mesmo de se deitar.

A produção de melatonina, o hormônio que sinaliza ao seu cérebro quando é hora de descansar, também é afetada durante a perimenopausa (Melatonin, 2025). O estrogênio e a progesterona influenciam a produção e o ritmo da melatonina, então, quando eles diminuem, suas janelas de sono se deslocam para mais cedo ou mais tarde, ou fica mais difícil pegar no sono e se manter dormindo. Fatores externos como estresse, trabalho em turnos, viagens e tempo de tela se somam a isso, causando horários de dormir imprevisíveis e sono fragmentado.

Um sono ruim durante a perimenopausa vai além do cansaço. Ele prejudica suas funções cognitivas, incluindo tempos de reação mais lentos, dificuldades na memória e menos paciência, e afeta negativamente o humor, criando frequentemente sensações de ansiedade, irritabilidade ou apatia (Watson & Cherney, 2025). Além disso, cérebros cansados desejam fontes rápidas de energia, levando ao aumento do apetite por doces, cafeína ou comidas reconfortantes. Isso cria um ciclo de retroalimentação: o sono interrompido desalinha seus sinais de fome, perturba a glicemia e o apetite, e, em consequência, piora seus padrões de sono.

Traduzindo o Entendimento Hormonal em Escolhas Diárias

Durante a perimenopausa, seus hormônios estão em constante mudança, e essas mudanças se espalham pelo seu corpo, mente e emoções. Embora essas flutuações possam parecer imprevisíveis ou pesadas, aprender a monitorar seus sintomas, humor, apetite e sono pode transformar incerteza em clareza.

Ao observar seus padrões únicos, você pode antecipar dias desafiadores, ajustar hábitos com atenção plena e fazer escolhas compassivas que apoiem seu bem-estar. O monitoramento é uma ferramenta extremamente útil para se entender, guiar suas decisões e tratar a si mesma com gentileza durante essa fase de transformação.

Use as atividades e os exercícios de reflexão desta seção para construir a consciência, desenvolver rotinas de suporte e honrar tanto seu corpo quanto sua mente.

Crie o seu Próprio Diário de Acompanhamento

Você pode usar um caderno simples, uma agenda ou um aplicativo de celular, o que for mais fácil e sustentável para você. O objetivo é apenas se conhecer melhor e conhecer melhor o seu corpo, para que você possa entender seu humor, sua energia e sua vontade de comer, e assim fazer escolhas conscientes para o seu *reset*.

Categoria	**O que acompanhar**
Sintomas físicos	Ondas de calor, dores de cabeça, inchaço, vontade de comer ou outras mudanças
Humor	Momentos em que as emoções parecem intensas, baixas ou instáveis
Apetite	Quando e o que você sente vontade de comer; anote também os desejos específicos
Sono	Horas dormidas e o quão descansada você se sente ao acordar

Perguntas para reflexão:

Que padrões percebo? Existem dias com mais sintomas ou oscilações de humor?

____

____

____

____

____

Como esses padrões afetam minha energia ou minhas escolhas no dia a dia?

____

____

____

____

____

Que lembretes de autocompaixão posso me dar quando os sintomas estiverem difíceis?

____

____

____

____

____

Observe seus Hábitos, Apetite e Vontade de Comer

A perimenopausa pode trazer mudanças no apetite, na digestão e na vontade de comer, muitas vezes influenciadas pelas oscilações hormonais. Em vez de seguir regras rígidas, uma abordagem flexível e consciente em relação à alimentação te ajuda a observar seus hábitos, se sintonizar com as necessidades do seu corpo e reduzir o estresse ou a culpa em torno da comida.

Antes da sua próxima refeição ou lanche, reserve alguns momentos intencionais para se conectar consigo mesma. Esse exercício ajuda você a perceber seus hábitos alimentares, as mudanças de apetite e vontades, para que você possa fazer escolhas que sejam nutritivas e satisfatórias.

Faça uma Pausa e Questione

Antes de comer, pare e respire fundo. Dê a si mesma um momento para se conectar com seu corpo e sua mente. Então pergunte: estou com fome de verdade, ou essa fome é emocional, habitual ou desencadeada por uma rotina ou vontade?

- **Fome física:** aumenta gradualmente e é saciada por alimentos nutritivos
- **Fome emocional ou habitual:** sensação de urgência, associada a uma emoção ou estado emocional

Minha resposta hoje:

____

____

____

____

____

Observe seus Hábitos Alimentares e Vontades sem Julgamento

Preste atenção em que tipo de comida você está com vontade, por que está comendo e em quaisquer vontades que surjam.

Hábitos e vontades que identifico:

____

____

____

____

____

Checklist da Rotina de Sono

Construa uma rotina de desaceleração que ajude seu corpo a entender que é hora de descansar. Marque cada etapa conforme for concluindo:

▢ horário consistente para dormir e acordar

▢ diminuir a intensidade das luzes e desligar as telas de 30 a 60 minutos antes de dormir.

▢ atividade relaxante (por exemplo, ler, tomar um banho quente ou beber chá de ervas amarelas)

Minha rotina de desaceleração esta noite:

____

____

____

____

Depois de acordar na manhã seguinte, reflita: como foi minha noite de sono?

Use seu diário e suas reflexões para identificar padrões e ganhar compreensão sobre os ritmos hormonais do seu corpo. Deixe essa consciência guiar suas escolhas com compaixão, flexibilidade e atenção plena. Com o tempo, essas práticas criam uma base de equilíbrio, sustentando seu bem-estar durante a perimenopausa e além.

Considerações Finais

Agora que você entende como a perimenopausa altera os hormônios que afetam seu humor, sono, apetite e energia, pare de se culpar por essas mudanças imprevisíveis. Reconhecer esses sintomas como respostas naturais aos padrões hormonais abre caminho para você ser gentil consigo mesma e tomar atitudes práticas. Com essa consciência, você ganha as ferramentas para acompanhar seus ritmos únicos, ajustar suavemente seus hábitos diários e criar espaço para o descanso e o autocuidado sem adicionar pressão.

Ao fazer isso, você inicia um *reset* que apoia seu corpo e sua mente nessas transições, estabelecendo uma base sólida para mais leveza e bem-estar à medida que se aproxima da menopausa.

Capítulo 3:
Identidade, Imagem Corporal e Autoestima em Transição

O que acontece quando o reflexo no espelho não corresponde mais à mulher que você sempre conheceu? Como dar sentido a um corpo que parece menos familiar, enquanto sua voz interna fica cada vez mais alta com dúvidas e perguntas sobre quem você é agora? Se você tem percebido mudanças na sua energia, no seu humor ou na forma como se vê, saiba que não está sozinha.

Essas mudanças podem causar muito desconforto, mas se você escolher encarar essa fase da vida com curiosidade, pode confrontar crenças antigas que ligam seu valor à aparência e à juventude. Vamos conversar sobre essas questões que talvez estejam te deixando inquieta com gentileza e mente aberta, e explorar como essa transformação pode revelar novas formas de se valorizar nesse momento único.

Sociedade, Mensagens e Autoestima

Quando você passa por qualquer banca de revistas, rola o feed das redes sociais ou liga a televisão, vê a mesma história se repetindo. Imagens de rostos viçosos, peles lisas e corpos jovens estão por toda parte. Marcas de roupa, propagandas de beleza e filmes populares costumam escolher a juventude como o padrão do que é bonito, energético ou valioso. Isso não fica só no pano de fundo. Permeia as conversas do dia a dia, nas expectativas do trabalho e até nos consultórios médicos. Rugas, cabelos brancos, pele flácida, ondas de calor, todos sinais típicos da perimenopausa, entram em conflito com a noção de que juventude é sinônimo de valor.

Esses roteiros culturais atuam de formas silenciosas, mas poderosas. Todos os dias, as narrativas culturais te fazem pensar no envelhecimento como algo a ser combatido, revertido ou escondido. Cartões de aniversário brincam sobre estar "na idade". Produtos de beleza prometem "apagar os sinais da idade". Elogios frequentemente soam como: "Você parece tão jovem para a sua idade", como se isso fosse um sinal de sucesso. Durante a perimenopausa, quando mudanças como alterações de peso ou afinamento dos cabelos se tornam visíveis, você pode sentir ainda mais pressão para manter uma aparência jovem. O medo de "perder" valor se infiltra à medida que cada mudança sutil se destaca contra esses ideais.

Essa tensão transborda para a sua autoestima e a sua imagem corporal. Quando a sociedade fica te dizendo que ser jovem e impecável é o que te torna desejável, sua autocrítica cresce a cada vez que você percebe mudanças no espelho. Você pode tentar esconder os cabelos brancos ou se sentir constrangida com ondas de calor no trabalho, mesmo que sejam experiências completamente normais e compartilhadas. A vergonha, a culpa ou a ansiedade que você sente vêm de ser medida contra uma expectativa impossível.

Mesmo que essas crenças só comecem a te incomodar de verdade na perimenopausa, elas vêm se acumulando há anos, mudando lentamente a forma como você fala consigo mesma na sua cabeça. Comerciais de cremes antirrugas, comentários casuais de amigas ou parceiros, e regras não ditas sobre como as mulheres "deveriam" envelhecer, todos se infiltram no seu discurso interno. Com o tempo, aquela voz crítica que diz "Você parece cansada" ou "Você não é mais atraente" começa a soar mais como você do que qualquer outra pessoa.

- "Se meu corpo não tem a aparência que tinha aos 20 anos, eu valho menos."
- "Sinais visíveis de envelhecimento significam que já passei do meu auge."

- "A menopausa me torna invisível ou irrelevante."
- "Preciso pedir desculpas pela minha aparência."

Esses julgamentos mudam a forma como você se move pelo mundo. Você pode evitar eventos sociais, o espelho ou se cobrir de formas que não são confortáveis, tudo em um esforço para escapar da vergonha. Você também pode se ver investindo demais em produtos ou procedimentos que prometem rejuvenescer, mesmo quando essas soluções nunca parecem realmente satisfatórias. Ao reconhecer esses hábitos em si mesma, você começa a perceber o quanto seu diálogo interno é moldado por anos de exposição a padrões externos irreais.

As redes sociais e o marketing de massa só pioram a situação. Selfies perfeitamente editadas, filtros que apagam rugas e posts de influenciadores elogiando soluções rápidas, tudo isso reforça a fantasia de que o envelhecimento pode ser pausado ou revertido com as escolhas certas. Conforme você rola por essas imagens, é fácil comparar sua realidade sem filtros com uma seleção de melhores momentos criada por filtros e edição. De repente, mudanças comuns como gordura na barriga, textura do cabelo ou manchas na pele parecem erradas ou vergonhosas, mesmo sendo completamente naturais.

Encontrar autoestima além da aparência é uma prática contínua. Começa com curiosidade sobre a origem das suas crenças e continua com o trabalho constante de identificar e questionar pensamentos autocríticos. Espaços que compartilham histórias reais da perimenopausa podem ajudar a silenciar essas vozes antigas e dar espaço para novas em sua vida. Essa consciência abre as portas para que você examine suas crenças pessoais e desenvolva um diálogo interno mais acolhedor, pronto para uma exploração mais profunda.

Navegando Mudanças Físicas e de Identidade

O que torna esses ideais da sociedade e da mídia sobre como você "deveria" parecer ou agir ainda mais difíceis de lidar é que eles costumam grudar. Com o tempo, essas mensagens muitas vezes se tornam crenças automáticas que mudam a forma como você se vê, especialmente durante a perimenopausa.

O primeiro passo para mudar essas narrativas internas é identificá-las no momento em que acontecem. Pensamentos automáticos são reações instantâneas da sua mente. Eles aparecem tão rápido que você pode nem perceber que estão ali. Por exemplo, se você vê cabelos brancos ou novas rugas, sua mente pode disparar a mensagem: "Estou parecendo tão velha". Esses são pensamentos automáticos e julgamentos instantâneos, não verdades. Conseguir identificar e acolher esses momentos pelo que eles realmente são é tanto uma habilidade quanto uma forma de autocuidado.

Uma maneira de fazer isso é fazendo uma anotação mental rápida cada vez que você flagra um pensamento irreal ou exageradamente crítico. Você pode achar mais fácil anotá-los. Um diário no celular ou em um caderno pode te ajudar a identificar padrões que se repetem. Escreva exatamente o que pensou no momento, sem editar. Por exemplo: "Odeio a aparência dos meus braços com manga curta" ou "Ninguém vai me achar atraente agora". Coletar esses pensamentos por alguns dias muitas vezes revela padrões que antes estavam invisíveis. Lembre-se: isso não é sobre se repreender, mas sobre coletar informações com gentileza. O simples ato de rotular um pensamento como "apenas um pensamento" pode reduzir o impacto dele.

Depois que você identifica alguns dos seus pensamentos automáticos, o próximo passo é confrontar o que seu cérebro está te dizendo. Muitos pensamentos automáticos são moldados por distorções cognitivas, que são hábitos mentais que distorcem a realidade e reforçam visões negativas sobre si mesma. Entender essas distorções pode tornar mais fácil questioná-las.

A História de Emma: Navegando pela Identidade na Perimenopausa

Emma (44 anos) sempre se definiu como ativa, energética e no controle da própria aparência. No último ano, ela percebeu mudanças no peso, afinamento dos cabelos e baixa energia. Estresse e mudanças hormonais às vezes disparam o comer emocional, deixando-a com sensação de culpa, frustrada e desconectada de si mesma.

Quando ela começou o tratamento do Comer Emocional, ela começou a anotar seus pensamentos e comportamentos automáticos em um diário, identificando um ciclo: um pensamento crítico se transformava em pular o exercício ou comer em excesso, o que levava à vergonha e reforçava crenças negativas sobre o corpo. Ao mapear esses padrões, Emma percebeu que suas crenças não eram fatos. Eram suposições que ela poderia confrontar.

Emma começou a reinterpretar seus pensamentos: em vez de "Estou cansada demais para me exercitar", ela tentou "Minha energia está diferente hoje, e uma caminhada curta ainda contribui com a minha saúde". Ela combinou esses pensamentos com pequenas ações guiadas por valores, como caminhar com uma amiga ou fazer uma pausa consciente. Com o tempo, esses experimentos delicados a ajudaram a reconstruir a autocompaixão, a se reconectar com o corpo e a criar hábitos alinhados com seus valores, e não com a aparência.

Distorções Cognitivas Comuns

Assim como Emma reconheceu seus próprios pensamentos negativos, você pode se tornar consciente dos pensamentos automáticos que talvez tenha. Vamos olhar algumas distorções cognitivas comuns que muitas mulheres enfrentam durante a perimenopausa, e como você pode confrontá-las:

- **Catastrofização:** imaginar o pior cenário possível.
    - Exemplo: "Se meu corpo está mudando, nunca mais vou me sentir bem comigo mesma."
    - Confronte esse pensamento: "É verdade que nunca mais vou me sentir bem? Houve momentos recentes em que me senti bem comigo mesma? O que está me fazendo duvidar de mim?"

- **Pensamento do tipo "tudo ou nada":** enxergar situações em preto e branco, sem meio-termo.
    - Exemplo: "Se eu não estou tão magra quanto antes, sou pouco atraente."
    - Confronte esse pensamento: "Eu posso ser atraente de formas que não dependam do meu tamanho? Outras pessoas valorizam qualidades diferentes em mim?"
- **Generalização excessiva:** tirar conclusões precipitadas a partir de eventos isolados.
    - Exemplo: "Fico horrível em fotos. Não quero que tirem fotos minhas nunca mais."
    - Confronte esse pensamento: "Uma foto ruim significa que nunca mais fico bem em fotos? Eu gostei de fotos minhas recentemente?"
- **Filtro mental:** focar apenas nos defeitos e ignorar os pontos fortes ou aspectos positivos.
    - Exemplo: "Tudo o que vejo são minhas rugas."
    - Confronte esse pensamento: "E as minhas marcas de expressão, ou o quanto meu rosto é expressivo quando sorrio? Isso não é sinal de que tive boas experiências na vida?"

Confrontar esses padrões pode parecer um trabalho de detetive. Pergunte a si mesma: "Esse pensamento é totalmente verdadeiro?" ou "O que eu diria a uma amiga próxima se ouvisse ela dizendo isso?". Quanto mais você questiona esses pensamentos e crenças limitantes, mais vai perceber que eles não se baseiam em fatos.

Reinterprete os Seus Pensamentos Negativos

O processo não termina com confrontar seus pensamentos negativos e crenças limitantes. Depois de identificá-los, substitua-os por pensamentos novos e compassivos. A reinterpretação cognitiva é sobre chegar a alternativas mais precisas e gentis, e não fingir que está tudo perfeito. Pegue o pensamento "Nunca mais vou ser atraente". Uma versão reinterpretada pode soar como "Minha aparência está mudando, e estou descobrindo novas qualidades em mim". Transformar "Meu corpo está me falhando" em "Meu corpo está se adaptando, e estou aprendendo novas formas de cuidar dele" reconhece a mudança e ao mesmo tempo abre espaço para novas forças. Esse passo significa tratar seus pensamentos como hipóteses, e não como fatos absolutos.

Em seguida, ancore essas novas crenças a uma experiência. Quando você age "como se" o pensamento mais gentil fosse verdade, seu comportamento e as evidências que você coleta podem reformatar sua mente e o que você acredita. É aqui que entram os experimentos comportamentais. São testes pequenos e práticos para ver se suas crenças negativas se sustentam diante do seu pensamento recém-reinterpretado.

Experimente uma rotina de autocuidado que honre seu corpo em transformação, como usar um hidratante perfumado ou fazer uma caminhada. Enquanto faz isso, repita uma frase positiva em que você quer acreditar. Observe como seu corpo se sente e como seu humor muda. Ou, se você tem se sentido invisível, faça contato visual ou inicie uma conversa breve com uma atendente de caixa ou colega de trabalho. Preste atenção na resposta real. Vista algo que pareça uma reflexão autêntica de quem você é agora, em vez do que "deveria" vestir, e veja como se sente.

Cada pequeno experimento gera novos dados. Se o resultado for melhor do que o esperado, você começa a construir uma biblioteca mental de contraexemplos para crenças negativas antigas. Essas experiências vividas ajudam seu cérebro a registrar que outros desfechos são possíveis. Com o tempo, esses experimentos incentivam uma visão mais equilibrada e centrada, e te lembram de tratar a si mesma com gentileza enquanto aprende e cresce ao longo da mudança.

Reestruturação Cognitiva para uma Autoimagem Positiva

Flagrar um pensamento crítico e reinterpretá-lo com um pensamento positivo é uma grande vitória, mas tratar a si mesma com gentileza de verdade exige um pouco mais. O trabalho que você fez com a reinterpretação cognitiva ajuda você a identificar hábitos antigos, como ver uma nova curva ou um mau humor e, em vez de se culpar imediatamente, acolhê-los pelo que são. Ainda assim, identificar pensamentos pouco úteis resolve apenas parte do quebra-cabeça. O outro lado é aprender a responder quando a dificuldade aparece. Essa resposta é o coração da autocompaixão: não está em confrontar o que você pensa, mas em mudar como você se sustenta ao longo dela.

A autocompaixão é uma prática que você pode aprender, não importa o quão dura você tenha sido consigo mesma no passado. Pense em como você confortaria uma amiga próxima que está em dificuldade. Você provavelmente a trataria com calor e encorajamento, sem esperar que ela simplesmente "supere isso". Essa mesma gentileza constante pertence a você também. Você não está procurando desculpas nem se eximindo. Estudos científicos mostram que a autocompaixão de fato reduz a vergonha, constrói resiliência e te ajuda a crescer em mudanças difíceis (Cepni et al., 2024). Ao mesmo tempo, ela te mantém honesta sobre o que é realmente difícil, sem se castigar por isso.

Três ideias principais compõem a autocompaixão.

- ***Mindfulness*/Atenção plena:** essa prática é sobre identificar o que você sente e pensa sem negar nem amplificar. Por exemplo, se você se pega pensando "Odeio a aparência do meu corpo", a atenção plena permite que você perceba o pensamento como exatamente isso: um pensamento. Ao fazer isso, você acolhe o pensamento sem ignorá-lo nem deixá-lo tomar conta. Essa pausa abre espaço para uma resposta mais gentil e te afasta daquele ciclo familiar de vergonha ou crítica.

- **Humanidade:** passar por mudanças que te deixam triste, frustrada ou fora do eixo de modo nenhum é sinal de fracasso pessoal. Toda mulher que atravessa a perimenopausa sente um pouco disso, e às vezes muito. Lembrar que você não está sozinha impede que o sofrimento se duplique. Você substitui "O que há de errado comigo?" por "Isso é humano. Outras mulheres sentem isso também". Só nomear a luta compartilhada já pode trazer algum alívio e uma sensação de conexão.

- **Gentileza:** na maior parte do tempo, o diálogo interno escorrega para um tom mais áspero do que o que você usaria com qualquer outra pessoa. Encarar a vulnerabilidade traz à tona a crítica, por exemplo: "Estou perdendo tudo o que me tornava atraente". Tentar ser gentil consigo mesma nesse momento soa como: "Meu corpo está mudando, e isso dói. Mas meu corpo ainda me sustenta todos os dias e não desistiu de mim". Quando você comete um erro ou fica aquém do esperado, por exemplo, ao perder um treino ou se irritar com alguém querido, a fala crítica pode ser: "Eu deveria lidar com isso melhor". Uma resposta gentil é: "Isso é difícil para muitas mulheres. Estou tentando com o que tenho agora". Suas palavras não precisam ser irrealisticamente otimistas. Pequenas mudanças sinalizam ao seu cérebro que você é alguém digna de cuidado, mesmo quando não tem todas as respostas.

Quanto mais frequentemente você traz compaixão para si mesma, mais ela influencia o que você faz em seguida. Talvez você se permita descansar em um dia em vez de se forçar para além da exaustão, ou aprenda a desconsiderar um pensamento que não está te servindo. A forma como você fala molda o que você escolhe, e quanto mais você faz isso, mais vê essa conexão aparecer também nos seus hábitos.

Aqui vão duas formas simples de incorporar a autocompaixão ao seu dia a dia.

Carta de Autocompaixão

1. Encontre um momento de silêncio. Cerca de 15 a 20 minutos serve. Tenha caneta e papel à mão, ou abra um documento para digitar.

2. Escolha uma dificuldade relacionada à perimenopausa, por exemplo, uma mudança corporal, uma emoção difícil ou uma transformação na identidade. Descreva-a em uma ou duas frases.

3. Imagine uma amiga querida passando pela mesma dificuldade. O que você diria a ela? Escreva, deixando transparecer sua empatia e carinho, sem reservas.

4. Em seguida, escreva uma carta para si mesma sobre a sua própria dificuldade, usando essas mesmas palavras carinhosas que você usaria ao falar com uma amiga.

5. Leia sua carta em voz alta. Observe os sentimentos ou resistências que surgirem. A curiosidade já basta.

6. Guarde a carta por perto e releia-a sempre que precisar de apoio, especialmente em dias difíceis.

Meditação do Toque Compassivo

1. Sente ou deite confortavelmente. Feche os olhos ou suavize o olhar.

2. Pense em algo que está te trazendo dificuldade. Identifique qualquer tensão ou desconforto no corpo.

3. Coloque suavemente as mãos no coração, na barriga ou no rosto, onde for mais reconfortante.

4. Sinta o calor e o ritmo constante da sua respiração sob suas mãos.

5. Repita silenciosamente frases suaves como "Posso ser gentil comigo mesma" ou "Posso me aceitar como sou".

6. Continue por alguns minutos, deixando o toque e as frases trabalharem juntos.

7. Quando terminar, respire fundo e observe como você se sente.

Essas duas práticas ajudam a ativar o sistema de relaxamento do seu corpo e ensinam ao seu cérebro uma nova forma de responder, construindo o hábito da gentileza. Fazer algo curto todos os dias importa muito mais do que fazer perfeito ou longo.

Você pode duvidar se a autocompaixão vai funcionar ou se preocupar com a possibilidade de ela tornar a mudança mais difícil. O oposto é verdade: se tratar com gentileza reduz a aspereza e de fato te mantém em movimento, em vez de te deixar travada na vergonha.

É normal você se sentir desconfortável ou até falsa consigo quando se trata com gentileza. Isso vem de anos de autocrítica, mas a prática torna o gesto familiar. Com o tempo, a compaixão se torna um recurso que você pode acessar, não importa em que ponto da sua jornada esteja.

Autocompaixão e a Conexão entre Identidade e Hábitos Diários

A identidade e os hábitos diários são parceiros em uma dança silenciosa. Cada mudança na forma como você se vê se revela em como você usa seu corpo, sua energia e seu tempo. É natural que padrões antigos pareçam repentinamente inatingíveis quando a perimenopausa muda a forma como você se sente em sua própria pele. Você pode ter visto o exercício como algo que fazia porque era forte e gostava do desafio, mas dúvidas sobre energia ou mudanças no corpo podem começar a sussurrar que você não pertence mais àquele mundo. Às vezes a comida deixa de ser uma forma de se nutrir e vira um campo de batalha porque uma cintura em transformação ou um inchaço persistente despertam a velha crença de que ser magra é o que te torna digna.

Os hábitos são frequentemente moldados pelos seus pensamentos. Se você acorda pensando: "Meu corpo é imprevisível. Não posso confiar nele", é menos provável que você calce seus tênis para uma caminhada ou opte por um café da manhã saudável. O hábito de pular refeições ou comer escondido geralmente tem pouco a ver com fome e muito a ver com culpa persistente ou medo de que controlar a comida seja o mesmo que controlar sua vida. Os padrões podem entrar sem aviso: evitar encontros sociais porque você não se sente bonita, apertar o soneca de novo porque sua energia está baixa, ou lotar a agenda num esforço para empurrar para longe os sentimentos desconfortáveis da mudança.

Perceber essa conexão entre suas histórias internas e suas ações externas é onde a primeira peça do quebra-cabeça se encaixa. Quando você muda sua história, mesmo que um pouco, você cria a chance de escolher diferente. Há um mundo de diferença entre pensar "Eu não sou boa o suficiente para entrar naquela aula de ginástica" e "Minha energia está mudando, então vou tentar algo novo que combine com o momento que estou vivendo". Essa abertura cria espaço para hábitos novos, hábitos que te constroem em vez de te derrubar.

Os valores ajudam a ancorar seus novos hábitos. Diferente das metas, que são destinos a alcançar, os valores são como uma bússola que continua apontando para a mesma direção, não importa onde você esteja. Pergunte a si mesma o que você quer que sua vida represente conforme sua identidade evolui. Você quer honrar a saúde acima da aparência? A conexão com os outros, ou consigo mesma, está no centro? A felicidade importa mais do que a aparência? A clareza aqui torna tudo mais simples. Quando você conhece seu norte verdadeiro, pode dizer "sim" ao que sustenta esse norte e "não" ao ruído da cultura ou de expectativas antigas.

Vamos ver alguns exemplos. Em vez de se forçar a um treino punitivo porque sente que é o que "deveria" fazer, você pode dar uma caminhada ao ar livre com uma amiga porque tanto a amizade quanto o movimento importam. Ao fazer isso, você tira a pressão do treino e, em vez disso, faz algo que combina com sua energia e cabe na sua vida. Comer algo colorido e satisfatório no almoço pode deixar de ser uma obrigação de autocontrole para se tornar um ato de autorrespeito. O descanso pode virar uma forma de honrar as necessidades do seu corpo, em vez de um sinal de que você é preguiçosa ou está desistindo.

Esses hábitos guiados por valores são mais sustentáveis quando você identifica e interrompe os ciclos que te mantêm travada. Há momentos em que pensamentos negativos antigos, como "Eu não pertenço mais", "Sou invisível", ou "Nunca mais vou me sentir confortável no meu corpo", ressurgem e, com eles, um hábito antigo aparece correndo para consertar ou anestesiar essa sensação. Talvez você restrinja demais a comida, se exercite em excesso, se afaste das pessoas, ou fique acordada até tarde rolando o celular. Esses são mais do que apenas hábitos. São a forma da mente tentar se sentir segura de novo, mesmo que o conforto seja passageiro.

Pare um momento para visualizar esse ciclo: você acredita que está desconfortável demais para ir a um encontro, então cancela. Depois, se sente isolada. Isso só confirma a crença de que você não se encaixa. A chave aqui é enxergar essa cadeia sem julgamento. Em vez disso, use esse momento para se tornar curiosa. Pergunte a si mesma: "O que eu estou esperando que esse hábito faça por mim agora? Que dor estou tentando aliviar?". Comece a identificar o gatilho: o pensamento ou sentimento que coloca tudo em movimento.

Um caminho gentil é criar pequenos rituais novos que digam "Eu importo do jeito que sou". Não precisa ser um esforço grande. Atos menores de gentileza consigo mesma são mais fáceis de manter e se acumulam com o tempo. Uma rotina de cinco minutos de alongamento que faz bem, em vez de punir, pode ser repetida diariamente. Experimente uma única refeição por dia sem distrações, prestando atenção no sabor, na sensação e no efeito da comida que você escolhe. Reserve 30 minutos da sua semana para algo que reforce uma parte valiosa de você, como pintar, ler, ligar para uma amiga ou cuidar das suas plantas. Essas mudanças modestas são realizáveis e te dão lembretes regulares de que cuidado e autoestima estão disponíveis, não importa como esteja seu corpo ou seu humor naquele dia. Com o tempo, essas ações remodelam a forma como você se vê muito mais do que qualquer mudança radical poderia.

Atividade: Mapa de Padrões Comportamentais

Vamos analisar dois exercícios para te ajudar a mudar a forma como você se vê durante a perimenopausa. Use esta atividade para mapear a conexão entre suas crenças sobre identidade e seus hábitos diários. Ela te ajuda a identificar ciclos e abre espaço para novas escolhas.

Liste um pensamento ou crença negativa recorrente sobre si mesma (por exemplo: "Não sou mais forte").

____

____

____

____

____

Descreva a situação específica em que essa crença costuma aparecer.

____

____

____

____

____

Descreva o hábito ou comportamento que vem em seguida, como pular um treino, comer em excesso ou se isolar.

____

____

____

____

Identifique o resultado: como me sinto depois? Que efeito isso tem na percepção que tenho de mim mesma?

Em seguida, pense em uma ação alternativa que poderia interromper o ciclo, mesmo que seja algo pequeno.

Tente essa nova ação na próxima vez que a situação surgir e registre como foi a sensação. Revise suas anotações no fim da semana e procure por quaisquer mudanças nos sentimentos ou nas crenças.

Perguntas de Reflexão para um Diálogo Interno Positivo e Autoestima

Experimente estas perguntas para substituir o diálogo interno duro por pensamentos mais gentis e úteis, que sustentem uma autoestima em evolução.

Nomeie uma coisa que seu corpo te permite experimentar ou aproveitar hoje.

____

____

____

____

Anote um hábito recente do qual se orgulha, por menor que seja.

____

____

____

____

Se flagrar um pensamento crítico, pause e pergunte: "Eu diria isso a uma amiga próxima?"

____

____

____

____

Liste três qualidades que são importantes além da aparência. Exemplos disso podem incluir criatividade, paciência e gentileza.

1. ____

____

____

2. ______________________________

3. ______________________________

No fim do dia, anote uma maneira pela qual honrou seus valores por meio de alguma pequena escolha ou ação.

Considerações Finais

Agora que você explorou como a perimenopausa remodela seu corpo e também o seu senso de si mesma, pode começar a transformar essas sensações de desconforto em oportunidades de crescimento. Ao identificar as histórias que conta a si mesma e confrontar com gentileza crenças antigas, você abre a porta para mais autocompaixão e confiança renovada. Usar ferramentas como o mapa de padrões comportamentais para acompanhar hábitos e perguntas de reflexão para construir um diálogo interno mais gentil te ajuda a criar novas rotinas que honram quem você é hoje.

Fim da Semana 2 e Check-in do Reset

Ao completar as duas primeiras semanas da sua jornada de *reset* na perimenopausa, esta reflexão e este *check-in* convidam você a fazer uma pausa e integrar tudo o que aprendeu até aqui. Use este espaço para conectar as compreensões sobre seus sintomas físicos, suas mudanças emocionais e sua mentalidade em transformação. Ao revisar padrões e aprofundar sua autoconsciência, você vai construir uma base mais sólida para mudanças compassivas e intencionais. Esta é sua oportunidade de honrar o progresso, entender os desafios e estabelecer metas gentis que sustentem o caminho único que é o seu.

Sintetizando suas Experiências

Pense de forma ampla sobre as mudanças físicas, emocionais e cognitivas que você acompanhou e percebeu. Use estas perguntas para conectar os pontos:

Quais novas compreensões sobre a perimenopausa mais me surpreenderam ou se destacaram durante essas semanas?

____

____

____

____

____

____

____

____

Como meus sintomas físicos, minhas emoções e meus pensamentos parecem interagir ou influenciar uns aos outros?

Lembro de um momento em que entender minhas mudanças hormonais ajudou a deslocar minha perspectiva e minha resposta. O que aconteceu e como?

Explorando sua Relação com a Mudança

A perimenopausa tem tanto a ver com identidade e mentalidade quanto com biologia. Explore sua relação em transformação consigo mesma:

Como estou me sentindo em relação às mudanças pessoais que a perimenopausa está trazendo? Isso pode incluir aceitação, frustração e curiosidade.

Que crenças ou mensagens internalizadas sobre o envelhecimento ou sobre o meu valor vieram à tona durante essas semanas?

Que novas práticas ou pensamentos de autocompaixão achei úteis ou quero experimentar?

____

____

____

____

____

____

____

____

Identificando Padrões e Gatilhos

Revise suas anotações ou seus diários das últimas duas semanas e reflita sobre o que observa:

Existem momentos, situações ou atividades específicas que tendem a piorar ou melhorar meus sintomas ou meu humor?

____

____

____

____

____

____

____

Que sinais ou "alertas" aprendi a reconhecer como indicação de uma necessidade de cuidado ou descanso extra?

Como meus hábitos se alinham com esses padrões? O que parece servir de suporte ou estar desalinhado? Isso pode incluir padrões de alimentação, movimento e sono.

Estabelecendo Prioridades e Metas Gentis

Com base nas suas reflexões, crie duas a três intenções pequenas e alcançáveis que honrem seu estado atual e seus objetivos:

Meta física (por exemplo, priorizar um sono reparador ou administrar um sintoma específico):

____

____

____

____

Meta emocional/de mentalidade (por exemplo, praticar um ritual diário de gentileza ou confrontar um diálogo interno negativo):

____

____

____

____

Meta comportamental (por exemplo, se comprometer com uma refeição consciente por dia ou experimentar um novo movimento gentil):

____

____

____

____

Planejando Suporte e Crescimento Contínuo

Sustentar a mudança exige compaixão e flexibilidade. Use estas perguntas para preparar sua mentalidade e seu entorno:

Que rede de apoio posso contar ou posso desenvolver? Isso pode incluir família, amigos, profissionais qualificados ou outros recursos.

____

____

____

____

____

____

____

Como posso me lembrar de praticar paciência e gentileza nos momentos de dificuldade?

____

____

____

____

____

____

____

____

Que frase, imagem ou mantra pessoal poderia me inspirar a continuar nos dias difíceis?

____

____

____

____

____

Reflexão Final: seu Check-in do Reset

Escreva uma breve mensagem para si mesma sobre onde você está agora nesta jornada de transformação e o que espera levar daqui em diante:

____

____

____

____

____

Lembre-se: este *reset* é uma jornada, não uma corrida. Use esta reflexão regularmente para se manter conectada com seu corpo e sua mente, ajustando seus hábitos com gentileza e flexibilidade ao longo do caminho. Acolha cada compreensão como um passo em direção a mais equilíbrio e resiliência. Você não está apenas criando novas rotinas, mas uma relação renovada consigo mesma na perimenopausa e além. Continue nutrindo essa conexão. Você já tem o que é preciso para crescer.

Parte II:
Reset Fundamental

(Semanas 3 a 4)

Capítulo 4:

Os Seis Pilares na Prática: Construindo um Estilo de Vida Equilibrado que Sustenta a Saúde Hormonal

O sol do fim da tarde entra suavemente pela janela da cozinha enquanto você estende a mão para mais uma xícara de café, seus pensamentos já emaranhados nas demandas das reuniões, das tarefas e da lista de afazeres que não para de crescer. Uma tensão familiar se acumula nos seus ombros, e a energia inquieta que vem fervilhando sob a superfície a semana toda começa a corroer a sua sensação de calma. Você percebe algo se deslocando, não apenas a correria de sempre, mas uma corrente mais profunda e silenciosa puxando o seu equilíbrio e o seu bem-estar. Com que frequência você se pega se sentindo assim, como se tudo estivesse se movendo mais rápido por dentro do que o mundo ao seu redor? Ou tem percebido mudanças sutis na sua energia, no seu humor ou na sua clareza que ainda não consegue colocar em palavras?

Nesses momentos, pequenas escolhas começam a carregar um peso maior. O que você come, como se move, quando você escolhe pausar ou respirar são atos delicados que se tornam as âncoras que estabilizam seus dias. Não são soluções rápidas nem regras rígidas impostas de fora, mas convites pessoais para se nutrir em meio à mudança.

Vamos olhar para esses seis pilares: alimentação, movimento, estresse, sono, emoções e desequilíbrios, os pilares do Estilo de Vida, que juntos trabalham para construir uma base equilibrada e resiliente. Aqui, você vai descobrir formas práticas de transformar intenção em ação, criando um chão firme sob seus pés mesmo quando tudo o mais parece instável.

Encontrando seu Chão: Por que os Seis Pilares Importam Agora

A perimenopausa pode parecer uma viagem turbulenta, sem placas de sinalização nem um mapa claro. Em um minuto, você está cheia de energia, com a mente afiada e fluindo pelo seu dia. No minuto seguinte, a névoa desce, te deixando exausta e em dificuldade para administrar oscilações de humor que parecem ao mesmo tempo repentinas e avassaladoras. Seu corpo e sua mente pulsam em mudança, tanto na superfície quanto no fundo, onde hormônios oscilantes quebram os ritmos antes previsíveis das suas células, dos seus tecidos e da química do seu cérebro. Sem âncoras firmes, esse cenário em transformação pode te deixar insegura sobre si mesma, criando uma sensação de desequilíbrio que muda tudo, desde como você se relaciona com os outros até como você se vê.

Imagine atravessar cada dia sem pontos de referência claros. Sua energia pode disparar e desabar sem motivo nem aviso. O sono pode se fragmentar, deixando você cansada, mas com a mente acelerada. A vontade de comer pode sequestrar suas intenções, e as emoções se intensificam como ondas que você não consegue prever nem surfar. Sem suporte, essas oscilações ameaçam tanto a sua vida cotidiana quanto a sua saúde de longo prazo.

Agora, imagine o que acontece se as suas dificuldades continuarem sem cuidado até a menopausa propriamente dita. As mudanças hormonais da menopausa frequentemente amplificam os sintomas que você teve antes na perimenopausa, mas, quando se somam a anos de hábitos desorganizados, estresse não administrado e sono interrompido, você pode enfrentar ondas de calor mais intensas, ganho de peso, perda óssea, névoa cognitiva e sofrimento emocional. A ausência de práticas fundamentais de estilo de vida pode tornar essa transição mais pesada, mais isolante e mais difícil de atravessar. Em contraste, se você desenvolver estabilidade durante a perimenopausa, é provável que viva uma menopausa mais leve, com sintomas menos graves e maior resiliência.

É por isso que a perimenopausa é muito mais do que apenas um período natural de mudança. É uma janela preciosa de oportunidade para fazer um *reset*. Ela permite que você aperte o pause, construa força e construa hábitos que servem a você tanto agora quanto lá na frente. No coração desse *reset* estão seis pilares de estilo de vida interconectados: alimentação, movimento, estresse, sono, emoções e desequilíbrios.

Pense nesses seis pilares como suportes ao mesmo tempo fortes e flexíveis, sustentando a estrutura da sua saúde, da sua saúde mental e do seu bem-estar nesta fase. Cada pilar molda sua experiência de formas únicas, mas, juntos, eles criam um sistema harmonioso que ajuda seu corpo e sua mente a se adaptarem com graça, firmeza e força conforme seus hormônios oscilam.

Esses pilares não existem isoladamente. Eles se engajam, na verdade, em um equilíbrio dinâmico de causa e efeito. Por exemplo, melhorar seu sono sustenta um humor mais estável e uma melhor regulação do apetite. O movimento regular aumenta seus níveis de energia e torna mais fácil descansar em paz. Administrar o estresse reduz a vontade de comer e melhora o equilíbrio emocional. Quando você nutre um pilar, os outros costumam responder e se elevar com ele, criando um ritmo ascendente em direção a mais bem-estar.

Este capítulo serve como seu guia para entender esses pilares em profundidade. Ele vai te ajudar a tecer pequenos hábitos intencionais no seu dia a dia, honrando a sua individualidade e a sua agenda corrida. Essas práticas são convites para encontrar a perimenopausa com compaixão, curiosidade e força. Ao enxergar esses seis pilares como suas âncoras, você está construindo uma base que se mantém firme em meio à mudança.

Com essa base estabelecida, você estará mais bem preparada para encarar os ritmos imprevisíveis da perimenopausa e se preparar para uma transição mais leve e equilibrada para os anos à frente.

Pilar Um: Alimentação (com Consciência e Intuição)

Quando se trata da perimenopausa, o que você come importa mais do que nunca. Seu corpo está passando por uma série de mudanças, e essas oscilações hormonais afetam tudo, desde como o seu metabolismo funciona até quando e o que você sente vontade de comer. Aquela vontade de um lanche no fim da tarde ou aquela fome que volta logo depois de comer são, muito provavelmente, comer emocional e hormônios fazendo estrago no seu corpo.

Então, o objetivo aqui não é seguir dietas rígidas nem contar cada caloria, mas sim uma nutrição estável e confiável que ajude a sustentar o equilíbrio hormonal e a manter suas emoções estáveis. Alimentar bem o seu corpo significa te abastecer com gentileza e praticidade, para que você se sinta mais forte e mais no controle ao longo desta fase.

Proteína: A Melhor Amiga dos seus Hormônios

A proteína é uma das peças mais importantes desse quebra-cabeça. É o que seu corpo usa para construir e reparar músculos, fabricar enzimas e até produzir hormônios como o estrogênio e a progesterona.

Procure incluir uma boa fonte de proteína em cada refeição. Isso não precisa ser complicado nem virar uma "mania de proteína". Pense em ovos com folhas refogadas no café da manhã, uma salada com frango grelhado ou um bowl de grão-de-bico no almoço, e talvez lentilha ou feijão no jantar. Em dias corridos, mantenha por perto lanches ricos em proteína como ovos cozidos, castanhas tostadas ou iogurte grego, para te manter abastecida e satisfeita.

A proteína também te ajuda com a saciedade, o que é uma grande aliada quando a vontade de comer aparece. Ela estabiliza a sua energia e mantém o seu metabolismo em ritmo.

Fibra: Alimente seu Intestino, Sustente seu Humor

Alimentos ricos em fibra, como vegetais coloridos, grãos integrais, frutas e leguminosas, fazem muito mais do que apenas manter a sua digestão regular. Eles alimentam todas as bactérias boas que vivem no seu intestino, e essas bactérias intestinais ajudam de fato a regular a inflamação, o humor e a metabolização dos hormônios. Comer coisas como cenoura, brócolis, frutas vermelhas, aveia e quinoa sustenta muito mais do que só o enchimento da barriga.

Incluir bastante fibra mantém a sua glicemia estável, o que ajuda com as oscilações de humor e com aquelas vontades sorrateiras. Procure variar as cores no seu prato, porque cada cor traz nutrientes e compostos vegetais diferentes que sustentam o seu corpo de maneiras distintas.

Gorduras Saudáveis: As Potências Silenciosas

Nem toda gordura é igual, e as gorduras saudáveis são aliadas importantes nessa jornada. Alimentos ricos em ômega-3, como salmão, nozes ou linhaça, assim como gorduras monoinsaturadas do azeite de oliva e do abacate, ajudam a reduzir a inflamação e a manter as suas células flexíveis.

Incluir gorduras saudáveis diariamente também sustenta a sua pele, o seu humor e até o seu sistema nervoso. Não tenha medo de adicionar aquele fio de azeite na sua salada ou aproveitar uma pasta de castanhas na sua torrada.

Comer Flexível e Intuitivo: Voltando a Confiar no seu Corpo

Você pode descobrir que planos alimentares rígidos ou contar calorias obsessivamente só adicionam estresse durante a perimenopausa, e estresse é exatamente o que você quer evitar. Em vez disso, experimente se conectar com os sinais de fome e saciedade do seu corpo. Faça perguntas como: estou com fome de verdade? Estou comendo porque estou entediada, estressada ou cansada?

Se permitir aproveitar os alimentos que você tem vontade, sem culpa ou preocupação, ajuda a reconstruir uma relação de confiança com a comida. O comer com atenção plena pode ajudar a desacelerar, saborear sabores e texturas e perceber de verdade como a comida faz você se sentir no corpo e no humor.

Comer com atenção plena é, no fundo, aprender a dança entre as necessidades do seu corpo e as mensagens da sua mente.

Refeições-Âncora: Tornando o Comer Fácil e Confiável

Quando sua agenda está apertada e sua energia está baixa, tomar decisões sobre comida pode virar uma tarefa árdua. É aí que entram as "refeições-âncora". São refeições ou bowls simples e familiares que você gosta, sabe montar e pode confiar sem ficar se questionando.

Cozinhar em lotes ou preparar ingredientes nos fins de semana pode te poupar tempo e energia mental durante a semana. Asse uma travessa grande de legumes, cozinhe uma panela de lentilha ou quinoa e corte folhas verdes frescas para salada. Todos esses são ingredientes que você pode misturar e combinar. Mantenha também itens de despensa à mão, como feijão, folhas congeladas ou castanhas.

Aqui estão umas refeições-âncora fáceis para você ir alternando:

- ovos mexidos com espinafre
- iogurte grego com frutas e castanhas por cima

Quando o comer parece simples e nutritivo, fica mais fácil manter a constância sem adicionar mais estresse.

Alimentos Nutritivos para a Saúde Hormonal na Perimenopausa

O que você come tem um papel enorme em como o seu corpo se sente e funciona durante a perimenopausa. As mudanças hormonais podem afetar como o seu metabolismo trabalha, os seus níveis de energia, o seu humor e até a sua vontade de comer. Escolher os alimentos certos ajuda a sustentar o seu corpo nessas mudanças. Pode ajudar a estabilizar a glicemia, reduzir a inflamação, sustentar a produção hormonal e nutrir a sua saúde intestinal, que está intimamente ligada aos seus hormônios e ao seu humor.

Aqui está uma lista de alimentos que podem ajudar você a nutrir a harmonia hormonal, junto com os motivos pelos quais eles são especialmente benéficos durante a perimenopausa.

Fontes de Proteína para Equilíbrio

A proteína é essencial porque fornece os aminoácidos que o corpo precisa para produzir hormônios como o estrogênio e a progesterona. Ela também ajuda a manter a massa muscular, que tende a diminuir com as alterações hormonais, e te mantém com a sensação de saciedade, ajudando a administrar a vontade de comer.

- **Ovos:** ricos em proteína de alta qualidade e gorduras saudáveis que sustentam a síntese hormonal.

- **Frango e peru:** carnes magras que fornecem proteína essencial com menos gordura saturada.

- **Peixes gordurosos (salmão, cavala e sardinha):** repletos de ácidos graxos ômega-3 que reduzem a inflamação e sustentam a saúde do cérebro e do coração.

- **Proteínas vegetais (lentilha, grão-de-bico e feijão preto):** ricas em proteína e fibra, ajudam a equilibrar a glicemia e fornecem energia constante.

- **Tofu e tempeh:** proteínas à base de soja que contêm fitoestrógenos que podem sustentar suavemente o equilíbrio do estrogênio.

- **Iogurte grego e cottage:** fontes lácteas com proteína e probióticos para a saúde intestinal e imunológica.

- **Castanhas e sementes (amêndoa, nozes, chia e linhaça):** fornecem proteína, gorduras saudáveis e fibra, alimentando o seu corpo de forma estável e sustentando a produção hormonal.

Vegetais e Frutas Ricos em Fibra para um Intestino Saudável e Humor Estável

A fibra sustenta a digestão e alimenta as bactérias intestinais benéficas, que têm um papel-chave na regulação da inflamação e na metabolização dos hormônios. Um intestino saudável ajuda a regular o seu humor e a sua vontade de comer, te dando mais controle sobre o seu apetite.

- **Folhas verdes (espinafre, couve e acelga):** repletas de vitaminas, minerais e fibra que nutrem o seu corpo e o seu intestino.
- **Brócolis, couve-de-bruxelas e couve-flor:** vegetais crucíferos que ajudam na metabolização do estrogênio, promovendo o equilíbrio hormonal.
- **Cenoura, batata-doce e abóbora:** vegetais coloridos cheios de antioxidantes e fibra para reduzir a inflamação.
- **Frutas vermelhas (mirtilo, morango e framboesa)**: ricas em antioxidantes que protegem contra o estresse oxidativo relacionado aos hormônios.
- **Maçã e pêra (com casca):** contêm fibra e vitaminas que ajudam a manter a glicemia estável.
- **Abacate:** carregado de fibra e gorduras saudáveis que sustentam a produção hormonal e reduzem a inflamação.

Gorduras Saudáveis para Ajudar seus Hormônios e Estimular seu Cérebro

As gorduras saudáveis são cruciais porque os hormônios são feitos a partir do colesterol, e a gordura sustenta a função cerebral, a saúde da pele e ao mesmo tempo reduz a inflamação, tudo isso importante durante a perimenopausa.

- **Azeite de oliva:** rico em gorduras monoinsaturadas e antioxidantes que sustentam a saúde do coração e dos hormônios.

- **Óleo de abacate:** outra fonte de boas gorduras que reduzem a inflamação.

- **Castanhas (amêndoa, nozes e pistache):** fornecem ácidos graxos essenciais e vitaminas que sustentam a produção hormonal e o equilíbrio da glicemia.

- **Sementes (linhaça, chia e abóbora):** contêm ômega-3 e fitoestrógenos que sustentam suavemente o equilíbrio hormonal.

- **Peixes gordurosos (listados acima):** sustentam a saúde do cérebro e do sistema nervoso.

- **Óleo de coco:** contém triglicerídeos de cadeia média que fornecem energia rápida e podem sustentar o metabolismo.

Grãos Integrais para Energia Constante

Os grãos integrais fornecem fibra e nutrientes que ajudam a manter a sua glicemia equilibrada e sustentam a saúde digestiva, reduzindo as oscilações de humor e as quedas de energia.

- **Aveia:** carboidrato de digestão lenta que fornece energia constante e acalma a digestão.

- **Quinoa:** uma proteína completa, rica em fibra e minerais.

- **Arroz integral, cevada, trigo sarraceno:** todos oferecem fibra e energia de liberação lenta para sustentar um metabolismo equilibrado.

Outros Alimentos Benéficos para Sustentar seu Sistema Inteiro

- **Alimentos fermentados (kimchi, chucrute, kefir e missô):** os probióticos promovem um microbioma intestinal saudável, essencial para a metabolização hormonal e a saúde emocional.
- **Chá verde:** contém antioxidantes e uma cafeína moderada que sustentam o metabolismo sem superestimulação.
- **Ervas como cúrcuma e gengibre:** anti-inflamatórios naturais que podem aliviar dores e sustentar a saúde hormonal.
- **Chás de ervas (camomila e hortelã):** calmantes e aliados para o estresse e a digestão.
- **Água:** manter-se hidratada ajuda todos os sistemas do seu corpo a funcionarem com eficiência, incluindo o transporte de hormônios e a desintoxicação.

Alimentos para Limitar ou Evitar

Para ajudar seus hormônios a funcionarem com mais suavidade, diminua a frequência de:

- alimentos processados e ultraprocessados.
- cafeína em excesso, que pode atrapalhar o sono e aumentar a ansiedade.
- açúcares adicionados e carboidratos refinados.
- excesso de álcool, que pode interferir na metabolização dos hormônios e na qualidade do sono.
- aditivos e conservantes artificiais que podem sobrecarregar o fígado e a sua saúde como um todo.

Lembre-se de que se alimentar bem durante a perimenopausa tem a ver com equilíbrio, leveza e estar presente para si mesma refeição a refeição, nutrindo seu corpo e sua mente com o que ele realmente precisa.

Pilar Dois: Movimento (para Propósito e Vitalidade)

O movimento não tem a ver com punição nem com se forçar para além dos seus limites, especialmente durante a perimenopausa. Em vez disso, tem a ver com honrar o que o seu corpo precisa agora: construir força onde é necessário, manter a circulação fluindo e acalmar o seu sistema nervoso para que você se sinta centrada e com energia. O tipo certo de movimento pode realmente mudar o jogo.

Conforme o estrogênio cai, várias coisas acontecem dentro do seu corpo. Sua massa muscular naturalmente diminui, a densidade óssea pode enfraquecer, o metabolismo desacelera e as oscilações de humor se tornam comuns. Movimentos regulares e gentis podem ajudar a contrabalançar esses efeitos. Eles mantêm seus músculos fortes, seus ossos sustentados e a névoa mental afastada.

Movimento não precisa significar passar horas na academia ou correr maratonas. Existem muitas ações simples e consistentes que você pode adotar para honrar os ritmos em transformação do seu corpo e a sua agenda corrida.

Treinamento de Força: A Dose Mínima Eficaz

Você não precisa levantar pesos pesados nem passar horas se exercitando. Pesquisas mostram que apenas sessões diárias de 15 a 20 minutos focadas nos principais grupos musculares, como pernas, costas, peito e abdômen, podem ajudar a preservar a saúde dos músculos e dos ossos.

Conforme você envelhece e os hormônios oscilam, manter a massa magra sustenta um metabolismo saudável e níveis de energia mais estáveis. O treinamento de força também aumenta a confiança, o equilíbrio e a resiliência geral.

Exemplos de exercícios simples, mas eficazes:

- **Agachamento livre com o peso do corpo:** fique em pé com os pés afastados na largura dos ombros, dobre os joelhos e os quadris para sentar para trás como se estivesse descendo em uma cadeira, mantendo o peito erguido. Suba de volta. Procure fazer 10 a 12 repetições lentas e controladas.

- **Flexões na parede ou na bancada:** fique de frente para uma parede ou bancada firme, posicione as mãos afastadas na largura dos ombros e abaixe o peito em direção à superfície, depois empurre de volta. Faça 8 a 10 repetições.

- **Remada curvada com pesos leves ou garrafas de água:** segurando pesos leves ou garrafas, incline-se ligeiramente para a frente a partir dos quadris, puxe os cotovelos para trás, apertando as escápulas, depois abaixe. Procure fazer de 10 a 12 repetições por vez.

- **Prancha:** deite-se de bruços no chão, depois se eleve sobre os antebraços ou as mãos, mantendo o corpo alinhado da cabeça aos calcanhares. Comece com 20 segundos e vá aumentando gradualmente.

Escolha pesos ou resistência que te desafiem, mas não te esgotem. As últimas repetições devem parecer um esforço, sem causar tensão ou dor.

Caminhada: O Reset Simples e Secreto

Caminhar é um dos exercícios mais fáceis e benéficos que você pode fazer. Tem baixo impacto, cabe em qualquer agenda e oferece benefícios naturais de melhora de humor, especialmente quando você sai ao ar livre.

Caminhar ajuda a fazer seu sangue circular, alivia a rigidez nas articulações, sustenta a saúde do coração e dos pulmões e estimula a produção de vitamina D na luz do sol. Também acalma o seu sistema nervoso, ajudando com o estresse e com um sono melhor mais tarde.

Procure fazer algumas caminhadas curtas diárias de 10 a 15 minutos cada, ou um passeio mais longo quando der. Caminhe nas pausas, depois das refeições ou até durante chamadas telefônicas. Mantenha um ritmo em que ainda consiga conversar confortavelmente.

Caminhar deve ser um prazer, não uma obrigação. Use sapatos confortáveis, perceba as imagens e os sons ao seu redor e deixe a sua mente relaxar.

Movimento e Pausas para Respirar para Manter o Corpo Solto e a Mente Calma

Ficar muito tempo sentada ou tensa por causa do estresse pode criar rigidez e travamentos que desestimulam o movimento. Pausas breves de mobilidade e respiração podem reiniciar seu corpo e sua mente, soltando músculos travados e acalmando os hormônios do estresse.

Experimente estes movimentos simples na sua mesa de trabalho ou em qualquer espaço pequeno:

- **Rotação de ombros:** eleve os ombros em direção às orelhas, depois gire-os para trás e para baixo lentamente 10 vezes. Inverta a direção por mais 10.

- **Alongamento do pescoço:** incline a cabeça suavemente em direção a um dos ombros e segure por 15 segundos. Troque o lado. Repita cerca de três vezes.

- **Abertura de quadril:** sentada, cruze um tornozelo sobre o joelho oposto e incline-se ligeiramente para a frente para alongar os quadris. Segure por 20 segundos, depois troque as pernas.

- **Respiração abdominal profunda:** coloque uma mão sobre a barriga e outra sobre o peito. Inspire lentamente pelo nariz, sinta a barriga subir, depois expire suavemente pelos lábios entreabertos, observando a barriga descer. Repita cinco vezes.

Exercícios de respiração consciente fazem maravilhas para acalmar o sistema nervoso e clarear a névoa mental. Use-os em momentos de sobrecarga ou antes de tarefas desafiadoras.

Ideias Simples de Movimento para Dias Corridos

A vida pode ficar agitada, especialmente quando você está equilibrando trabalho, família e autocuidado. Mas mesmo dias corridos podem ter pequenas brechas de movimento:

- aproveite os intervalos comerciais da TV para se levantar e fazer alongamentos ou movimentos leves de força como agachamento ou flexão na parede.
- caminhe no lugar ou marche suavemente durante chamadas telefônicas ou reuniões.
- use os tempos de espera em filas ou no trânsito para praticar uma respiração lenta e consciente ou alongamentos suaves.
- faça uma caminhada curta no meio da tarde ao ar livre para recarregar.

A chave é se mover sempre que puder, mesmo que sejam apenas cinco minutos por vez. Pequenos movimentos fazem diferença.

Escutando seu Corpo: Movimento para Hoje

Em alguns dias sua energia vai estar alta, e você vai se sentir pronta para uma caminhada acelerada ou uma sessão de força. Em outros dias, seu corpo pode precisar de alongamentos suaves ou de uma respiração consciente. Tanto o movimento de alto engajamento quanto o restaurador são valiosos. O objetivo é se manter conectada, honrar seus limites e construir consistência ao longo do tempo.

O movimento é a sua ferramenta para a vitalidade, não para a punição. Encontrar prazer e leveza em mover seu corpo vai te incentivar a continuar, sustentando seus hormônios, seu humor e você inteira.

Pilar Três: Estresse (Administrando a Carga Invisível)

O estresse pode ser sorrateiro. Nem sempre se anuncia com um evento grande e dramático. Em vez disso, ele se infiltra no seu dia através de incontáveis pequenos momentos, como pensamentos acelerados, listas de tarefas intermináveis, pressões sociais, fazer várias coisas ao mesmo tempo e sobrecarga digital. Durante a perimenopausa, seu corpo e sua mente já estão lidando com tanta mudança que o estresse pode facilmente desequilibrar a balança, afetando seus hormônios, humor, sono e até como você come.

Se essa carga invisível não for administrada, ela pode desfazer todo o bom trabalho que você está fazendo com a alimentação, o movimento e o sono. Mas a ótima notícia é que o estresse também pode ser administrado, muitas vezes em apenas alguns minutos aqui e ali, e esses pequenos momentos de cuidado se somam em grandes melhorias.

Reconheça o Estresse Oculto

O estresse não vem só das grandes coisas da vida, como prazos ou conflitos. É também o ruído de fundo na sua cabeça te dizendo que você não está fazendo o suficiente ou que as coisas estão pesadas demais. Talvez seja a tagarelice mental que você nem percebe mais, ou a pressão que você sente ao rolar as redes sociais comparando-se às outras pessoas. Às vezes é só estar sendo puxada em direções demais ao mesmo tempo.

O primeiro passo é perceber quando você está tensa. Seus ombros estão travados? Sua respiração está curta? Sua mente parece estar girando? Reconhecer esses sinais cedo permite que você entre em cena com gentileza, em vez de deixar o estresse se acumular até derrubar seu humor ou sua energia.

Microprática com Grande Impacto

Você não precisa de um retiro de yoga nem de horas de meditação para reduzir o estresse. Pequenos momentos de atenção plena e respiração podem reiniciar o seu sistema em qualquer lugar, esteja você na sua mesa de trabalho, na sua cozinha ou até no carro.

- **Respiração diafragmática:** tire dois minutos para respirar lenta e profundamente, enchendo o abdômen de ar. Coloque uma mão sobre a barriga e outra sobre o peito. Inspire profundamente pelo nariz, sentindo a barriga subir como um balão se enchendo de ar. Expire lentamente pelos lábios entreabertos, deixando a barriga descer. Repita por alguns minutos. Esse ato simples acalma o seu cérebro e o seu corpo, baixando os seus níveis de cortisol.

- **Micropausas conscientes:** perceber os seus sentidos te traz de volta para o momento presente, para fora dos ciclos de estresse e para dentro da calma. Por exemplo, pause e liste:
    - cinco coisas que você pode ver
    - quatro coisas que você pode tocar
    - três sons que você ouve
    - dois cheiros no ar
    - um sabor ou sensação na sua boca

Esse exercício simples ancora a sua mente no presente, aliviando a tensão e clareando a névoa mental.

Interrompa Padrões Automáticos de Estresse

O estresse muitas vezes dispara reações automáticas, frequentemente uma palavra dura, uma compulsão por lanches ou correr pelas tarefas. Embora essas respostas possam trazer alívio instantâneo, elas podem, na verdade, piorar as coisas. Você pode interromper esse ciclo se tornando curiosa antes de agir.

Comece identificando seus gatilhos de estresse mais comuns: talvez seja um e-mail inesperado, um comentário crítico ou ver o relógio correndo em direção a um prazo. Quando perceber o gatilho, pause. Respire e faça perguntas como: o que está realmente acontecendo? Qual é a melhor forma de responder?

Às vezes, só se afastar por um minuto para uma caminhada curta, um gole de água ou uma respiração profunda já ajuda a reinterpretar a sua perspectiva e acalmar o seu sistema nervoso. Essa prática reconfigura o seu cérebro ao longo do tempo, te ajudando a responder com clareza em vez de reagir.

Construa Resiliência Gradualmente

Administrar o estresse é uma habilidade que cresce com a prática. Você constrói reservas que te ajudam a se recuperar mais rápido dos altos e baixos da vida.

Comece com pequenos hábitos: registre seus sentimentos por alguns minutos no dia para tirá-los da sua cabeça e colocá-los em perspectiva. Pratique a gratidão anotando uma coisa pela qual você é grata a cada manhã ou noite. Estabeleça limites com gentileza e diga "não" quando seu prato estiver cheio, ou peça ajuda quando precisar.

Esses atos simples podem te tornar menos reativa emocionalmente e fortalecer o seu sistema nervoso. Com o tempo, o estresse vai parecer mais administrável, os humores vão se estabilizar e a sua energia vai melhorar.

Pilar Quatro: Sono (O Reset Essencial)

O sono é o botão de *reset* noturno do seu corpo. Quando você tem uma boa noite de descanso, seu cérebro limpa a bagunça, seus hormônios que controlam a fome e a saciedade (leptina e grelina) encontram equilíbrio, seu humor se estabiliza e seu corpo entra em ação para reparar células e tecidos. Mas, conforme os hormônios mudam durante a perimenopausa, o sono frequentemente parece ser uma das primeiras coisas a se desorganizar. Suores noturnos, pensamentos acelerados ou simplesmente uma incapacidade de pegar no sono ou se manter dormindo podem te deixar exausta e enevoada no dia seguinte.

A boa notícia é que mesmo pequenas melhorias na maneira como você se prepara para dormir e no seu ambiente de sono podem ter um grande impacto em quão descansada você se sente. É menos sobre ter um sono "perfeito" e mais sobre criar uma rotina calma e consistente que sustente os seus ritmos naturais.

Priorize uma Rotina de Desaceleração

Telas e sono não combinam. A luz azul de celulares, tablets e notebooks engana o seu cérebro fazendo-o pensar que ainda é dia, bloqueando a liberação da melatonina, o hormônio que diz ao seu corpo que é hora de descansar. Procure desligar as telas de 30 a 60 minutos antes de dormir.

Durante esse tempo, diminua a intensidade das luzes e faça algo relaxante, como tomar um chá de camomila ou de lavanda. Alongamentos suaves ou ler um livro favorito (em páginas de papel, não em telas iluminadas) são ótimas formas de sinalizar ao seu corpo que o dia está se desacelerando.

Tente criar um pequeno ritual a cada noite, por exemplo, acender uma vela, anotar algumas notas em um diário ou ouvir uma música suave. Essas deixas treinam o seu cérebro a associar a rotina com o descanso.

Regularidade É Fundamental

Seu corpo ama previsibilidade. Ir para a cama e acordar nos mesmos horários, mesmo nos fins de semana, ajuda a manter o seu relógio interno estável. Pular de horário em horário para dormir confunde o seu ritmo circadiano e pode te deixar grogue e fora de sintonia.

Tente estabelecer um horário de dormir que seja certo para você e um horário de acordar ao qual consiga aderir durante a semana. Isso pode significar deixar a tecnologia fora da cama ou colocar um alarme para te lembrar de começar o ritual de desaceleração.

Otimize seu Ambiente de Sono

O quarto deve ser um santuário de descanso. Deixe-o fresco, escuro e silencioso. Use cortinas blackout para bloquear a luz da rua, uma máquina de ruído branco ou um ventilador se o ruído ambiente te incomodar, e uma roupa de cama confortável que combine com as suas preferências.

Reserve sua cama apenas para dormir e para a intimidade. Você não deveria estar trabalhando, rolando o celular ou assistindo TV ali. Isso ajuda o seu cérebro a construir uma associação forte entre cama e descanso.

Acalme a Mente

As dificuldades de sono frequentemente vêm com uma mente agitada e ansiosa. Se você se vê deitada acordada com pensamentos acelerados, experimente o relaxamento muscular progressivo. Isso significa contrair um grupo muscular de cada vez, segurar brevemente, depois liberar lentamente, dos dedos dos pés até o rosto.

Outra opção é usar aplicativos de meditação guiada, que podem te conduzir suavemente ao relaxamento. Uma respiração focada simples, com inspirações e expirações lentas e profundas, também pode desacelerar seu ritmo cardíaco e aquietar a sua mente.

Tudo bem se essas técnicas não te apagarem na hora. Como o exercício, os hábitos de sono levam tempo e prática. O objetivo é você criar uma transição tranquila da vigília para o descanso.

Pequenas Vitórias, Grande Impacto

Você não precisa melhorar seu sono da noite para o dia. Mesmo somar 15 minutos de bom sono, ou reduzir a frequência com que você acorda, pode te deixar mais disposta e com níveis de energia mais estáveis pelas manhãs.

Perceba quais mudanças parecem mais factíveis. Talvez seja um ritual de 10 minutos antes de dormir, fechar as cortinas mais cedo ou desligar o celular às 21h. Celebre essas vitórias, porque cada passo gentil ajuda a construir a capacidade do seu corpo de descansar e se curar.

Pilar Cinco: Emoções (e Relacionamentos)

A perimenopausa pode aumentar a intensidade das suas emoções como um botão que você não consegue muito bem controlar. Em alguns dias, pequenas irritações parecem avassaladoras, enquanto em outros momentos felicidade ou tristeza chegam de forma repentina sem aviso. As mudanças hormonais afetam as substâncias químicas do cérebro que regulam o humor, então seus sentimentos podem parecer maiores e mais imprevisíveis.

A chave não é tentar empurrar esses sentimentos para longe nem se julgar por estar "emocional demais". Em vez disso, é aprender a trabalhar com as suas emoções com gentileza e consciência. Ao se sintonizar com os seus sentimentos e responder com suavidade em vez de reagir, você constrói uma resiliência emocional que flui por todos os aspectos da sua vida.

Pause e Nomeie seus Sentimentos

Você não precisa reservar um tempo extra para praticar a consciência emocional. Pode usar momentos simples ao longo do seu dia para pausar e se conectar consigo mesma. Talvez seja escovando os dentes, esperando o seu café passar ou na fila do mercado.

Pergunte a si mesma: o que estou sentindo agora? Pode ser irritação, felicidade, ansiedade ou paz. O objetivo não é julgar a emoção nem mudá-la, mas apenas nomeá-la. Reconhecer seus sentimentos é o primeiro passo para entendê-los e administrá-los.

Com o tempo, esse hábito te ajuda a identificar padrões emocionais, como horários do dia, situações ou pessoas que tendem a despertar certos sentimentos. Isso te ajuda a se preparar e a se cuidar melhor.

Use o Diário para Acompanhar Padrões

Manter um diário breve pode aprofundar a sua compreensão emocional. Anote o que disparou um sentimento forte e como você respondeu. Respirar fundo ajudou a te acalmar? Você reagiu duramente e depois se arrependeu? Você procurou uma amiga, ou precisou se recolher para ter um tempo de silêncio?

Refletir sobre o que ajuda ou atrapalha o seu equilíbrio emocional constrói a sua caixa de ferramentas emocionais. Você começa a perceber o que sustenta o seu bem-estar e o que adiciona combustível ao fogo.

Mude sua Voz Interna

É fácil o diálogo interno ficar duro, especialmente em dias difíceis. Quando você se pegar pensando coisas como "estou errando" ou "estou emocional demais", tente deslocar suavemente esses pensamentos:

- substitua "estou errando" por "estou fazendo o melhor que posso com o que tenho agora".
- em vez de "estou emocional demais", diga "meus sentimentos são mensagens que me dizem o que preciso".

Essa reinterpretação cria espaço para gentileza e realismo. Suas emoções são sinais do seu corpo e da sua mente pedindo cuidado, descanso ou uma mudança.

Seja sua Melhor Amiga

Imagine como você falaria com uma amiga querida que está em dificuldade emocional. Você provavelmente ofereceria calor, compreensão e encorajamento, não crítica ou culpa. Essa mesma gentileza é exatamente o que você precisa dar a si mesma.

A autocompaixão reduz seus hormônios do estresse, diminui a vergonha e constrói resiliência. Quando você tropeça ou se sente sobrecarregada, em vez de entrar em espiral com "eu não deveria estar sentindo isso", suavize a sua voz interna: "isso é difícil, e tudo bem. Estou fazendo o meu melhor".

Práticas como se lembrar da sua humanidade compartilhada ("muitas mulheres têm esses sentimentos"), um diálogo interno gentil e pequenos atos de gentileza, como um banho quente ou um tempo de silêncio, ajudam a nutrir a sua saúde emocional de formas poderosas.

Dominar a autodireção emocional é uma jornada. Não significa que você não vai ter sentimentos intensos ou dias ruins. Significa aprender a encontrar essas emoções com curiosidade e cuidado, conduzindo-se de volta ao equilíbrio com suavidade e firmeza.

Pilar Seis: Desequilíbrios (Hábitos que já não Servem ao seu Corpo)

Este pilar foca em hábitos e comportamentos do dia a dia que silenciosamente vão corroendo o seu bem-estar. Pense neles como as pequenas coisas que se acumulam, como um pouco de cafeína a mais, rolar o celular até tarde da noite, beliscar alimentos processados sem perceber, agendas caóticas, trabalhar demais sem descanso, ou aqueles ciclos de recompensa em que você estende a mão para um agrado para lidar com o estresse.

Esses excessos comportamentais reverberam pela sua vida, bagunçando o seu sono, agitando a vontade de comer, desestabilizando seus humores e enfraquecendo a sua capacidade de regular as suas emoções e a sua energia. Eles podem amplificar sintomas que você já está vivenciando durante a perimenopausa, fazendo com que as coisas pareçam mais pesadas e mais avassaladoras do que precisam ser.

Escute de Perto os Sinais do seu Corpo

Seu corpo está constantemente enviando mensagens. Se você está cansada o tempo todo, irritada com as pessoas ao redor, com vontade de comer doce em horários estranhos ou não consegue relaxar para dormir, esses são alertas. O desequilíbrio costuma aparecer antes de uma crise mais ampla. Aprender a perceber esses primeiros sinais te ajuda a pegar os problemas quando eles ainda são mais fáceis de lidar.

Você se pega buscando aquela segunda (ou terceira) xícara de café para lidar com a queda de energia da tarde? Ou ficando acordada até tarde rolando as redes sociais, só para depois se arrepender quando acorda com a mente cansada? Talvez você esteja constantemente lutando contra a sobrecarga porque a sua agenda está te consumindo. Não são apenas incômodos. Eles se acumulam e afetam o seu sistema inteiro.

Acompanhe e Reflita para Construir a Consciência

Um dos passos mais poderosos que você pode dar é se tornar consciente dos hábitos que podem estar contribuindo para o seu desequilíbrio. Mantenha um registro simples, em uma nota no celular ou em um caderninho, onde você anota momentos em que se sente esgotada, irritada ou com vontade de comer alimentos pouco saudáveis. Anote também o que você estava fazendo, por exemplo, "Tomei um café triplo às 15h", "Fiquei no celular até a meia-noite" ou "Pulei o almoço, depois ataquei os lanches".

Essa prática te ajuda a identificar padrões que, de outra forma, pareceriam invisíveis. Uma vez que os hábitos estão à vista, eles perdem um pouco do seu poder, e você ganha a liberdade de fazer escolhas diferentes.

Pequenas Correções Gentis Reverberam pela sua Saúde

Mudar esses hábitos não significa privação drástica nem regras duras. O objetivo é aplicar pequenos ajustes realistas que se somam ao longo do tempo e restauram o equilíbrio em todos os outros pilares.

Talvez isso signifique trocar o seu café habitual do meio da tarde por um chá de ervas calmante alguns dias na semana. Ou estabelecer uma "hora de silêncio com a tecnologia" gentil, guardando seus dispositivos 30 minutos antes de dormir para melhorar a qualidade do sono. Talvez seja agendar uma caminhada de 10 minutos depois das refeições, que se torna o seu novo recurso preferido para clarear a névoa mental.

Essas pequenas escolhas podem criar efeitos em cadeia. Um sono melhor significa humor mais calmo, menos vontade de comer e mais energia para se mover ou relaxar. Reduzir o tempo de tela pode baixar o estresse e melhorar a sua regulação emocional. Com mudanças pequenas e administráveis, você começa a restaurar a harmonia e a retomar o controle.

Respeite seus Limites

Uma das lições mais difíceis pode ser reconhecer que o descanso é essencial para manter todo o resto. Quando seus dias parecem sobrecarregados, dizer "não" se torna um ato de autocuidado, não um fracasso. Delegar tarefas, estabelecer limites no trabalho ou em casa e proteger o tempo livre são formas vitais de sustentar a sua saúde.

Lembre-se de que o descanso abastece a produtividade, o humor e o bem-estar como um todo. Tudo bem desacelerar. Escutar o seu corpo e honrar os seus limites ajuda a evitar o esgotamento e mantém todos os pilares fortes.

A perimenopausa te convida a perceber os hábitos que já não servem ao seu corpo e à sua mente em transformação. Ao identificar esses desequilíbrios e gentilmente corrigir o curso, você restaura a estabilidade não apenas neste pilar, mas em toda a sua vida, te ajudando a se sentir mais centrada, mais equilibrada e pronta para crescer.

Reunindo Tudo: Sinergia e Mudança Sustentável

Os seis pilares são como fios entrelaçados para criar uma rede de proteção forte para a sua saúde. Quando você melhora uma área, ela frequentemente também ajuda a elevar as outras. Por exemplo, dormir melhor pode estabilizar o seu humor e reduzir a vontade de comer. Mover o seu corpo regularmente te ajuda a dormir mais profundamente. Administrar o estresse facilita o foco e a manutenção do equilíbrio emocional. Reduzir os hábitos que te tiram do eixo libera energia para você se alimentar bem, se mover e descansar.

Lembre-se: tudo isso tem a ver com fazer escolhas pequenas e cuidadosas que se somam ao longo do tempo. Cada passo intencional que você dá, dia após dia, constrói força e te ajuda a atravessar a perimenopausa e além com mais suavidade.

Construindo seu Reset com Equilíbrio

Começar um *reset* durante a perimenopausa te ajuda a construir um estilo de vida equilibrado que sustenta você todos os dias. Pense nisso como criar uma base firme feita de hábitos pequenos e consistentes que honram as necessidades em transformação do seu corpo e a sua agenda corrida.

Estes exercícios vão te ajudar a pegar tudo o que você aprendeu sobre os seis pilares e transformar em passos práticos e factíveis. Tem a ver com encontrar equilíbrio, não perfeição, e fazer um *reset* que caiba na sua vida, nas suas prioridades e no ritmo único que você está vivendo agora.

Autoavaliação dos Seis Pilares

Avalie o seu status atual em cada pilar de 1 (precisa de atenção) a 5 (forte), depois escreva uma pequena ação que pode tomar para cada pilar para sustentar o equilíbrio nesta semana.

Pilar	Classificação atual (1-5)	Pequeno próximo passo
Alimentação		
Movimento		
Estresse		
Sono		
Emoções		
Desequilíbrios		

Identifique e Interrompa Ciclos de Desequilíbrio

Liste hábitos ou padrões que tendem a tirar o seu equilíbrio, por exemplo, rolar o celular até tarde da noite ou o comer emocional. Para cada um, escreva:

O que desencadeia isso?

____

____

____

____

____

____

Como isso impacta os outros pilares?

___

___

___

___

___

Que pequeno passo, possível de colocar em prática, posso dar para interromper ou substituir o hábito?

___

___

___

___

___

Construa uma Mini Rotina Diária Incorporando os Seis Pilares

Desenhe uma rotina diária simples com pelo menos uma pequena ação de cada pilar que pareça factível para a sua energia e a sua agenda atuais. Inclua horários ou âncoras específicas, por exemplo:

- café da manhã rico em proteína (alimentação)
- 10 minutos de alongamento ou caminhada (movimento)
- pausa para respirar no meio da manhã (estresse)
- horário consistente para dormir (sono)
- diário com uma checagem de humor (emoções)

- desligar as telas até às 21h30 (desequilíbrios)

Construir o seu *reset* com equilíbrio é uma jornada, não uma linha de chegada. Celebre cada pequeno hábito que você adiciona e cada momento em que você escuta a si mesma com gentileza. Com o tempo, esses passos firmes se somam em grandes mudanças: mais energia, melhor humor, descanso mais profundo e mais leveza ao longo da perimenopausa e além. Continue voltando aos seus pilares, ajustando ao longo do caminho, e lembre-se de que esse *reset* não é apenas sobre sobreviver a esta fase, mas para crescer nela.

Considerações Finais

Agora que você entende como os seis pilares de estilo de vida trabalham juntos para sustentar você durante a perimenopausa, pode começar a incluir essas estratégias práticas e eficientes em tempo na sua rotina diária. Acolher pequenas mudanças compassivas em cada área ajuda a criar uma base firme que honra as necessidades em transformação do seu corpo sem adicionar pressão ou complexidade.

Ao se sintonizar com a sua fome real, se mover com intenção, administrar o estresse em pequenas doses, priorizar um sono reparador, conduzir as suas ondas emocionais com gentileza e gentilmente corrigir hábitos que te tiram do eixo, você se prepara para mais energia, resiliência e leveza. Isso ajuda a construir uma estrutura flexível que fica mais forte a cada passo consciente, te preparando para uma transição mais suave ao longo da perimenopausa e além.

Capítulo 5:

O Comer Emocional como Regulação: Decodificando Gatilhos e Iniciando uma Mudança Gentil

Você já se pegou procurando um lanche sem realmente estar com fome, e depois se perguntou o que disparou aquela vontade? Talvez seja uma onda de estresse depois de um longo dia de trabalho ou os momentos silenciosos em que a casa parece vazia demais. Ou talvez você perceba padrões, como um certo horário do dia, um humor específico ou um evento, que parecem te empurrar a comer mesmo quando o seu corpo não precisa de combustível. Esses são os sinais sutis da fome emocional, frequentemente emaranhados com nossos sentimentos e ritmos diários de formas que podem parecer confusas e automáticas.

E se você pudesse começar a reconhecer esses gatilhos, entender o que está realmente por trás dessas vontades de comer e mudar suavemente seus hábitos sem julgamento ou pressão? Vamos explorar esses padrões ocultos com gentileza e curiosidade, oferecendo novas ferramentas para escutar o seu corpo e as suas emoções com mais clareza. Tem a ver com aprender a pausar, perceber, experimentar e construir confiança em si mesma enquanto navega pelas mudanças únicas que a perimenopausa traz.

Fome Biológica vs. Fome Emocional

Um dos maiores desafios durante a perimenopausa é aprender a distinguir a fome biológica, a real necessidade do seu corpo por combustível, da fome emocional, que está ligada a sentimentos e não a uma necessidade física. Conhecer a diferença te ajuda a responder de formas que de fato sustentam o seu bem-estar.

O que é a Fome Biológica?

A fome biológica é o sinal natural do seu corpo dizendo que ele precisa de energia. Geralmente cresce gradualmente e é sentida fisicamente:

- um vazio silencioso ou um ronco no estômago
- uma sensação de tontura leve ou dificuldade de concentração
- às vezes um desânimo ou irritabilidade ligados à glicemia baixa
- alívio e satisfação quando você come comida nutritiva o suficiente

A fome biológica cresce de forma constante e pode ser saciada por quase qualquer alimento saudável e nutritivo. Ela te impulsiona a comer para ter energia e reparação, ajudando você a se manter forte durante as mudanças hormonais.

O que é a Fome Emocional?

A fome emocional vem de estados emocionais, e não de uma necessidade física. Frequentemente acontece de repente e pode parecer urgente:

- desejos por alimentos reconfortantes específicos, como doces ou salgadinhos
- comer desencadeado por estresse, tédio, solidão ou cansaço

- comer mesmo quando o estômago está cheio ou confortável
- sentir um alívio ou distração temporária depois de comer, seguido por culpa, sensação de fracasso ou vazio

A fome emocional busca algo que dê conforto emocional ou acalme sentimentos desconfortáveis. Costuma chegar rápido e pode estar ligada a situações ou estados emocionais específicos.

Como Identificar as Diferenças

Aqui estão algumas formas de distinguir a fome biológica da fome emocional:

Fome biológica	**Fome emocional**
chega gradualmente	aparece de repente
pode esperar um pouco antes de comer	parece urgente, difícil de ignorar
sinais físicos como o estômago roncando	desencadeado por emoções ou situações
aberta a uma variedade de alimentos	tem vontade de alimentos específicos
comer sacia e encerra a fome	pode não saciar e levar à culpa

Aprender a diferenciar essas fomes é uma parte fundamental da construção de uma relação mais saudável e compassiva com a comida durante a perimenopausa. Com a prática, você pode honrar as necessidades reais do seu corpo e cuidar gentilmente do seu bem-estar emocional.

Mapeando Padrões e Gatilhos do Comer Emocional

Querer beliscar o tempo todo, escolhas alimentares pouco saudáveis e sentir fome logo depois de comer são alguns dos desafios mais comuns com os quais as mulheres na perimenopausa se debatem.

A maior parte do comer emocional acontece através de padrões automáticos que rodam silenciosamente no fundo do seu dia. Você pode se sentir uma passageira dos seus próprios hábitos alimentares, confusa sobre o que dispara a vontade ou frustrada porque parece estar fora do seu controle. Mas o comer emocional não precisa ser um mistério.

Ao trazer uma atenção gentil e curiosa para esses padrões, você pode começar a vê-los com clareza. Em vez de monitorar a comida para se restringir ou se julgar, pense no monitoramento como um ato compassivo de autodescoberta. Anotar suas experiências sem culpa nem crítica transforma o comer de uma fonte de frustração em uma janela para a compreensão e a gentileza. Você começa a mudar a narrativa da culpa para uma compreensão genuína.

O comer emocional geralmente começa com um gatilho que te leva a buscar conforto na comida. Esses gatilhos nem sempre são eventos dramáticos. Eles costumam surgir de momentos cotidianos, como a queda de energia depois do almoço durante um longo dia de trabalho, o silêncio depois que a casa se aquieta ou uma conversa tensa com o parceiro.

Por exemplo, você pode perceber que uma guloseima se torna irresistível depois de uma maratona de reuniões por vídeo, ou que um sorvete parece a única forma de preencher o silêncio quando os filhos vão para a cama ou a casa finalmente fica quieta. Às vezes, o comer emocional se esconde por trás de sentimentos de invisibilidade ou de esforço não reconhecido. Quando ninguém parece notar o seu trabalho, a comida silenciosamente entra como uma fonte de conforto. Nem sempre é negativo: a comida pode ser uma forma de celebrar, de se recompensar ou de se acalmar depois de uma semana exigente.

Pense na sua vida e no que pode disparar o seu comer emocional. Nomear esses momentos te ajuda a dar um passo atrás e a criar espaço entre o que você está sentindo e como você está reagindo. Reconhecer padrões, como perceber que você sempre tem vontade de beliscar enquanto assiste TV sozinha, ou que recorre a comidas reconfortantes por causa de reuniões estressantes do trabalho, te dá o poder de mudar o que vem em seguida.

Um diário alimentar e emocional é uma ferramenta gentil e sem julgamento para ajudar nessa descoberta. Anotações simples diárias podem incluir:

- horário da refeição
- se a fome era física ou emocional
- que emoção ou situação estava presente
- que comida foi consumida

Aqui está um exemplo de registro do diário:

- **Horário:** 21h
- **Fome:** 2 (0-10)
- **Emoção ou situação:** estava me sentindo sozinha e rolava tela nas redes sociais
- **Comida:** uma tigela de sorvete

Anotar esses detalhes sem tentar explicar nem consertar nada abre portas para a compreensão. Depois de apenas alguns dias, você pode identificar ciclos que se repetem: a noite em que o silêncio dispara a vontade de doce, ou o belisco do meio da tarde depois de uma maratona de trabalho.

Esses hábitos se formam porque o seu cérebro aprende que certos comportamentos com a comida trazem conforto durante o estresse, tornando esses caminhos automáticos. O que começa como um mimo ocasional pode virar uma resposta-padrão, mas a consciência é o primeiro passo para uma mudança gentil.

Uma vez que você enxerga o padrão, pode perguntar: "O que mais poderia trazer conforto ou me ajudar a lidar com o estresse neste momento?". Essa abordagem te encoraja a pensar na sua vida e no que você quer, e convida à experimentação em vez de um autocontrole duro.

Mesmo alguns dias de monitoramento podem transformar a sua relação com a comida, da frustração para a gentileza. Cada registro constrói autocompaixão, abrindo o caminho para mudanças pequenas e sustentáveis que honram onde você está agora.

Alimentação Consciente e Intuitiva como Base

Se alimentar bem durante a perimenopausa tem a ver com se dar as ferramentas para escutar o seu corpo e responder com gentileza. Estes princípios criam espaço para um comer mais leve e consciente, que honra as suas necessidades em transformação.

Pause e Perceba Antes de Comer

Antes de já achar que é fome como um simples hábito ou ceder automaticamente a uma vontade, tire um momento para se conectar consigo mesma.

- Pergunte a si mesma: "Estou com fome, ou estou comendo porque me sinto entediada, estressada ou cansada?"
- Durante a refeição, pause ocasionalmente e avalie a sua saciedade em uma escala de 1 a 10.
- Depois de comer, perceba como o seu corpo se sente. Você está satisfeita ou ainda com fome?

Essa pausa simples te ajuda a reconstruir a confiança nos sinais naturais do seu corpo, que os hormônios frequentemente confundem durante a perimenopausa.

Fazer pausas para refletir sobre sua fome e saciedade é uma maneira simples, porém poderosa, de se reconectar com as necessidades do seu corpo. Essas pausas constroem confiança e te ajudam a fazer escolhas que promovem a nutrição e o equilíbrio.

Removendo a Linguagem Moral em Torno da Comida

Chamar alimentos de "bons", "ruins", "saudáveis" ou "porcaria" adiciona culpa ao comer e instala ciclos prejudiciais de restrição e compulsão. Isso só piora o comer emocional, especialmente durante as oscilações hormonais. Aqui estão algumas estratégias que você pode incorporar:

- Mude a sua mentalidade. A comida é neutra. Ela fornece energia, conforto e prazer. Nada disso merece julgamento.

- Em vez de "Eu não deveria ter comido aquilo", experimente "Percebi que queria algo doce, então escolhi um pedaço de chocolate. Isso me satisfez?"

- Substitua regras rígidas como "Eu preciso comer limpo" por perguntas como "O que me faria sentir bem e satisfeita agora?"

Com o tempo, sua voz interior se torna uma amiga curiosa e gentil, em vez de uma crítica severa, convidando a escolhas suaves.

Abandonar os rótulos de "bom" e "ruim" em relação à comida te liberta da culpa e abre espaço para a gentileza. Encarar a comida como neutra te dá poder para fazer escolhas mais tranquilas e menos estressantes, que honram o seu corpo e a sua mente.

Enfatizando o Prazer e a Satisfação

Comer é mais do que apenas nutrição. Também envolve alegria, conforto e uma sensação de bem-estar. Quando você ignora o prazer, o seu corpo muitas vezes anseia por sabores mais intensos ou porções maiores. Aqui estão algumas dicas para tornar suas refeições mais prazerosas:

- Desacelere e saboreie cada mordida, prestando atenção ao gosto, à textura e ao aroma.
- Perceba quando a satisfação chega ao pico. Esse costuma ser o sinal para parar.
- Permita-se pequenos prazeres, como um quadradinho de chocolate meio amargo ou um molho cremoso, para evitar se sentir privada e depois acabar correndo atrás de mais comida.
- Comer sem distração, mesmo que sejam apenas algumas mordidas, te ajuda a se sintonizar com a satisfação e a reduzir o excesso.

Ter refeições prazerosas é essencial. Quando você saboreia a comida, é mais provável que se sinta satisfeita e menos propensa a beliscos extras. Prazer e nutrição andam juntos.

Construindo Refeições-Âncora

A perimenopausa pode bagunçar o seu apetite e seus horários de alimentação, mas ter refeições-âncora estruturadas de forma flexível oferece estabilidade.

- Procure fazer refeições regulares baseadas em:
  - proteína (ovos, feijão, frango ou tofu)
  - fibra (grãos integrais, vegetais ou frutas)
  - cor (folhas verdes, pimentões ou frutas vermelhas)

- Exemplos incluem:
    - **Café da manhã:** ovos mexidos com espinafre e pão integral.
    - **Almoço:** frango grelhado, arroz integral e legumes assados.
    - **Jantar:** quinoa com grão-de-bico, tomate, pepino e molho limão e tahine.

Para os lanches, experimente iogurte grego com frutas vermelhas ou castanhas e frutas.

Um ritmo gentil de alimentação evita pular refeições e ajuda a estabilizar o humor e a energia.

Criar refeições-âncora regulares e equilibradas dá ao seu dia estabilidade, suavizando as oscilações na alimentação e no humor. Esses hábitos simples te ajudam a atravessar a perimenopausa com mais leveza e confiança.

Conforme você pratica esses princípios, o comer deixa de parecer uma batalha e se torna um momento consciente e cuidadoso. Essa base te sustenta a fazer pequenas mudanças compassivas guiadas pela curiosidade e pela autoconfiança. Cada refeição é um passo em direção a uma compreensão mais profunda e a uma relação mais pacífica com a comida.

Experimentos de Mudança de Comportamento, Autocompaixão e Ferramentas de Acompanhamento

Os conceitos da alimentação consciente e intuitiva serão base para todos os experimentos deste capítulo. Essas mudanças funcionam não porque criam novas regras rígidas, mas porque convidam à curiosidade e abrem espaço para a sua própria sabedoria. Sentir vontade de comer quando as emoções estão à flor da pele é normal, e interromper esse reflexo com compaixão altera esse padrão ao longo do tempo.

O Poder da Pausa - Experimento

Quando sentir vontade de comer, dê a si mesma permissão para pausar por um curto tempo. Imagine que você está em pé na despensa depois de uma reunião difícil no trabalho, talvez com os músculos tensos e os pensamentos rodopiando. Nesse momento, coloque a mão sobre o peito ou sobre a barriga. Faça 5 ou 10 respirações lentas e profundas. Sinta os pés pressionando o chão. Perceba o que está acontecendo no seu corpo, por exemplo, ombros tensos, um coração acelerado e talvez um nó na garganta. Isso cria apenas o espaço suficiente para a escolha. Você pode perceber que a vontade suaviza enquanto respira, ou pode decidir que está realmente com fome e se servir de algo reconfortante com consciência.

Segue alguns passos que você pode dar:

1. Quando sentir vontade, pare antes de agir.

2. Fique em pé ou sentada imóvel e coloque a mão no local do corpo onde você sente a sensação de desejo.

3. Respire lenta e profundamente, contando cada inspiração e expiração até 10. Perceba o seu corpo e a sua mente sem julgamentos.

Essa pausa simples cria um espaço poderoso entre a vontade e a ação. Com a prática, ela fortalece a sua capacidade de escutar profundamente o seu corpo e a sua mente, te ajudando a responder com consciência em vez de recorrer a hábitos antigos. Cada respiração é um passo em direção a mais gentileza consigo mesma e a mais escolha.

Curiosidade no Lugar do Controle

A autocompaixão começa com curiosidade. Em vez de se julgar pelo comer emocional, tente observar a sua experiência como uma guia atenciosa. Talvez você tenha percebido que está com vontade de comer biscoitos certa noite. Pause por um momento e pergunte: do que realmente estou precisando agora? É descanso, conforto ou uma simples pausa do dia? Ao perceber sem culpa, você começa a responder com cuidado em vez de culpa.

A simples observação já pode ser poderosa. Você pode descobrir que suas vontades mais fortes vêm à noite, quando se sente cansada ou sozinha. Simplesmente reconhecer esse padrão já abre novas opções, como ligar para uma amiga, ler um livro ou se sentar em silêncio com uma xícara de chá.

Regras rígidas em relação à comida frequentemente tornam tudo mais difícil. A perimenopausa traz mudanças na energia, no humor e no apetite. Se permitir aproveitar uma sobremesa, ou outro pequeno prazer, é uma forma de confiar no seu corpo e nos seus instintos. Com o tempo, a sensação de restrição se suaviza, e o poder dos alimentos "proibidos" naturalmente desaparece.

Prática do Diálogo Interno de Apoio

Construa o hábito de usar uma linguagem gentil consigo mesma. Afirmações e lembretes delicados elevam o seu espírito e suavizam os momentos difíceis. Frases como "Estou aprendendo a ouvir meu corpo" ou "Cada pausa importa" podem aliviar a vergonha e encorajar a paciência. Recorra a essas palavras nos momentos de dificuldade, pois elas abrem espaço para a gentileza e estimulam a resiliência.

Mapa de Padrões Comportamentais e Diário Alimentar e Emocional

Mapeie os seus padrões com um diário pensado para uma prática gentil e contínua.

Inclua coisas como:

Horário do dia:

___

Emoções antes de comer:

Sensações físicas ou sinais de fome:

Comida escolhida:

Notas sobre o que aconteceu, o que descobri e ideias para a próxima vez.

Reflita diária ou semanalmente:

Que emoções tendem a desencadear o comer?

Quais alternativas pareceram nutritivas?

____

Como você sentiu a vontade antes e depois de uma pausa?

Esse processo não tem a ver com perfeição. Cada dia traz novas chances de aprender e crescer, com o monitoramento como sua companhia para a autoconfiança e para uma mudança gradual e significativa.

Considerações Finais

Agora que você aprendeu a reconhecer a diferença entre fome física e fome emocional, mapeou os seus gatilhos únicos e praticou o comer com atenção plena, com gentileza e curiosidade, está pronta para dar passos delicados em direção a uma mudança duradoura. Ao tratar cada vontade como uma oportunidade de pausar, explorar e experimentar, em vez de um momento de fracasso, você constrói confiança em si mesma e nos sinais do seu corpo. Pequenos experimentos compassivos te ajudam a descobrir o que realmente te nutre e te satisfaz, tornando mais fácil quebrar padrões antigos sem julgamento duro nem regras rígidas.

Conforme você continua acompanhando e refletindo, vai fortalecer a sua capacidade de responder aos desafios da perimenopausa com resiliência e autocompaixão, criando uma base para hábitos mais saudáveis e uma transição mais suave para essa nova fase da sua vida.

Capítulo 6:

Primeiros Socorros em Saúde Mental: Estabilizando Humor, Memória e Foco com Autodireção Emocional

Oscilações de humor, lapsos de memória e dificuldade para focar costumam ser vistos como sinais de fraqueza ou simplesmente do envelhecimento, mas e se eles forem na verdade sinais do seu cérebro pedindo um tipo diferente de cuidado? Durante a perimenopausa, essas mudanças são mais do que falhas ocasionais. Elas fazem parte de uma transformação complexa em como os seus hormônios interagem com a química do seu cérebro. Reconhecer isso pode transformar a frustração em compreensão e abrir as portas para novas formas de administrar a sua saúde mental e emocional.

Vamos explorar como as oscilações hormonais afetam o seu humor, a sua memória e a sua concentração, e usar ferramentas práticas e baseadas em ciência para te ajudar a navegar pelos altos e baixos com mais leveza. Você vai descobrir como desenvolver habilidades de autodireção emocional, como a atenção plena, o controle da respiração e o estabelecimento de limites saudáveis, pode estabilizar o seu mundo interno. Com abordagens especificamente adaptadas à sua vida corrida, você vai aprender a construir resiliência, afiar o foco e recuperar uma sensação de equilíbrio que sustenta tanto a sua clareza mental quanto o seu bem-estar emocional durante esta fase única.

Entendendo as Mudanças Emocionais e Cognitivas

A perimenopausa traz consigo uma onda de mudanças emocionais, cognitivas e psicológicas. Você pode perceber alterações na velocidade com que as suas emoções mudam, viver momentos de esquecimento que parecem incomuns para você ou ter dificuldade para se concentrar em tarefas que antes pareciam fáceis. Essas experiências podem ser confusas e levar à preocupação de que algo está errado com você ou de que você está perdendo a cabeça.

Essas mudanças são causadas por oscilações hormonais muito reais no seu corpo. Conforme os seus níveis de estrogênio sobem e descem de forma irregular e os seus níveis de progesterona diminuem gradualmente, a química do seu cérebro é afetada. Isso, por sua vez, influencia o seu humor, a sua capacidade de lembrar de detalhes, a forma como você administra o estresse e até a sua capacidade de focar. O seu cérebro e o seu sistema nervoso estão se adaptando a um novo ambiente hormonal, o que pode atrapalhar temporariamente a forma como as suas emoções e os seus pensamentos fluem.

Entender que essas mudanças têm raízes biológicas pode te ajudar a se tranquilizar e reduzir a sensação de isolamento que você pode estar sentindo. Esse período de transição te convida a se aproximar de si mesma com compaixão e curiosidade para criar o *reset,* e não com julgamento ou medo. Com essa consciência, você pode desenvolver ferramentas e estratégias para sustentar a sua saúde emocional e cognitiva, te ajudando a atravessar a perimenopausa com mais clareza e leveza.

Como as Oscilações Hormonais Afetam suas Emoções

As flutuações de estrogênio e progesterona afetam neurotransmissores como a serotonina e a dopamina, as substâncias químicas no seu cérebro que regulam a calma, a motivação e a estabilidade emocional. Quando os níveis hormonais sobem e descem de forma imprevisível, a sua paisagem emocional pode se deslocar com a mesma rapidez.

Você pode perceber:

- irritabilidade repentina
- tristeza inesperada
- ansiedade que parece aparecer do nada
- reações emocionais que parecem "grandes demais" para o momento

Reconhecer essas mudanças pelo que elas são te ajuda a se encontrar com paciência em vez de culpa.

Memória, Foco e a Sensação de "Mente Enevoada"

Conforme você atravessa a perimenopausa, pode vivenciar o que costuma ser chamado de "névoa mental", uma sensação difusa, esquecida ou dispersa que pode afetar o seu funcionamento diário. Isso se deve a uma mudança real em como o seu cérebro processa informações.

O estrogênio tem um papel essencial na saúde do seu cérebro, particularmente no hipocampo e no córtex pré-frontal. Essas regiões são responsáveis pela formação da memória, atenção, aprendizado, planejamento e resolução de problemas, essencialmente as funções executivas centrais do seu cérebro. Quando os seus níveis de estrogênio oscilam ou diminuem, essas áreas não se comunicam tão bem, levando à "névoa mental".

Você pode se pegar esquecendo nomes familiares ou tendo dificuldade para manter a linha de raciocínio durante conversas. Detalhes pequenos, mas importantes, podem escapar, como esquecer compromissos ou perder as chaves com mais frequência do que o habitual. Ler pode se tornar um desafio, com a necessidade de reler parágrafos várias vezes para captar plenamente o sentido. Às vezes, a sua mente pode parecer mais lenta ou dispersa, tornando muito mais difícil do que antes fazer várias coisas ao mesmo tempo ou organizar tarefas complexas.

Embora essas mudanças cognitivas geralmente sejam temporárias e melhorem conforme o seu corpo se ajusta às mudanças hormonais, elas ainda podem ser intensamente frustrantes, especialmente quando você está equilibrando pressões do trabalho, responsabilidades familiares ou compromissos sociais. Sentir-se mentalmente mais lenta pode corroer a sua confiança e te deixar questionando se ainda é capaz de fazer certas coisas.

Saber que essas experiências são uma parte natural da perimenopausa pode te ajudar a se aproximar delas com paciência e a implementar estratégias para sustentar a saúde do seu cérebro e afiar o seu foco, que vamos explorar mais ao longo deste capítulo.

Como as Perturbações do Sono Impactam o Bem-Estar Mental

O sono é importante tanto para a sua saúde emocional quanto cognitiva, e ainda assim para algumas mulheres costuma ser difícil ter um descanso adequado durante a perimenopausa. As oscilações hormonais, especialmente as mudanças no seu estrogênio e na sua progesterona, podem perturbar os seus padrões naturais de sono de várias formas. Você pode achar cada vez mais difícil pegar no sono à noite, ou pode acordar com frequência e ter dificuldade para voltar a dormir. Mesmo quando consegue dormir, o descanso pode parecer leve ou pouco reparador, te deixando com a sensação de que não recarregou de verdade.

Perder o sono profundo e reparador tem um grande efeito na capacidade do seu cérebro de funcionar bem. Quando você não dorme adequadamente, a sua resiliência emocional diminui. Você pode ficar mais irritada, e sentimentos de ansiedade ou sobrecarga podem ficar mais difíceis de administrar. Ao mesmo tempo, as suas funções cognitivas, incluindo a sua concentração, memória e tomada de decisão, sofrem um impacto significativo. Tarefas que antes pareciam diretas podem parecer assustadoras, e pode ficar mais difícil manter o foco ou lembrar de detalhes importantes.

E ainda há a relação entre o sono e o seu humor. O sono ruim piora os sintomas emocionais, e o estresse ou a ansiedade não resolvidos podem tornar mais difícil para você pegar no sono e se manter dormindo, criando um ciclo desafiador. Entender essa conexão é fundamental porque te encoraja a praticar mais autocompaixão. Em vez de se culpar por se sentir desligada ou enevoada, você pode começar a reconhecer o cansaço como um fator contribuinte e talvez como o seu corpo sinalizando que precisa de atenção.

Mesmo pequenas melhorias na qualidade do sono podem levar a melhorias perceptíveis na sua clareza mental e no seu equilíbrio emocional. Hábitos simples que discutimos no Capítulo 4, como estabelecer uma rotina consistente para dormir, reduzir o tempo de tela antes de dormir ou criar um ambiente calmante, podem ajudar a deslocar esse ciclo ao longo do tempo.

O Ciclo de Retroalimentação entre Estresse e Hormônios

A perimenopausa não traz apenas mudanças hormonais relacionadas ao estrogênio e à progesterona, ela também afeta como o seu corpo lida com o estresse. O cortisol, frequentemente chamado de "hormônio do estresse", tem um papel crucial na forma como o seu corpo reage às pressões do dia a dia. Normalmente, o cortisol ajuda a te preparar para enfrentar desafios aumentando a vigilância e a energia no curto prazo. No entanto, durante a perimenopausa, o seu corpo pode ter mais dificuldade em regular os níveis de cortisol, criando um ciclo que causa mais estresse e torna mais difícil controlar as suas emoções.

O que isso significa para você, no dia a dia, é que os desafios podem parecer mais pesados ou mais avassaladores do que costumavam ser. Tarefas ou interações que antes pareciam administráveis agora podem parecer obstáculos enormes. Com a sensibilidade aumentada, mesmo pequenos estressores, como uma conversa tensa, um prazo se aproximando ou um pequeno inconveniente, podem fazer você reagir de forma exagerada.

Esse ciclo do hormônio do estresse também pode afetar como o seu cérebro funciona. Quando o seu cortisol dispara, a sua memória, o seu foco e a sua capacidade de processar informações podem sofrer um impacto. Você pode perceber que está mais difícil se concentrar, lembrar de detalhes ou dar conta das tarefas. Sentir-se assim pode te fazer duvidar de si mesma e somar à carga emocional que você já está carregando.

Reconhecer esse ciclo é um passo poderoso para administrar o seu estresse com mais eficácia. Em vez de tentar "atravessar na força de vontade", você pode começar a usar ferramentas intencionais para acalmar o seu sistema nervoso. Práticas como a respiração consciente, o relaxamento muscular progressivo ou a reinterpretação dos seus pensamentos ajudam a regular a sua resposta ao estresse. Essas estratégias te dão a chance de responder com cuidado, em vez de reagir impulsivamente ou se sentir sobrecarregada.

Conforme você pratica a quebra desse ciclo, fortalece a sua resiliência e protege o seu bem-estar mental e emocional, te ajudando a navegar pela perimenopausa com mais leveza e confiança.

Habilidades de Regulação Emocional para a Resiliência

Regular as suas emoções não tem a ver com suprimir os seus sentimentos nem com não se permitir vivenciá-los. Em vez disso, tem a ver com guiar o seu sistema nervoso para que você consiga responder em vez de reagir. Essas habilidades são especialmente poderosas durante a perimenopausa, quando a intensidade emocional pode subir inesperadamente.

Cada prática abaixo fortalece a sua estabilidade emocional. Pense nisso como construir um músculo na academia. A cada repetição de um certo exercício, aquele músculo fica mais forte. Da mesma forma, cada vez que você trabalha em administrar as suas emoções, está aumentando a sua capacidade de acolher sentimentos difíceis e responder com calma, uma habilidade na qual você pode confiar muito depois da menopausa.

Consciência Plena: Criando Espaço entre a Emoção e a Reação

A atenção plena te ajuda a perceber os seus sentimentos sem ser arrastada por eles. Simplesmente nomear o que você sente, por exemplo, "Estou tensa", "Estou ansiosa" ou "Estou sobrecarregada", reduz a resposta de alarme do seu cérebro e aumenta a clareza. Vamos olhar um exercício fácil que você pode fazer em qualquer lugar:

Escaneamento Corporal de Três Minutos:

Sintonizar-se com o seu corpo pode te ajudar a captar os primeiros sinais de estresse ou sobrecarga emocional antes que eles tomem conta do seu dia. Este escaneamento corporal simples de três minutos te convida a perceber sensações físicas e emoções com gentileza e curiosidade, construindo uma consciência que te ajuda a responder com cuidado em vez de reagir automaticamente.

Aqui estão os passos a seguir:

1. Sente-se confortavelmente com os pés firmemente apoiados no chão.

2. Feche os olhos ou suavize o olhar e leve a sua atenção para a sua respiração natural. Perceba o ritmo das suas inspirações e expirações sem tentar mudá-las.

3. Conduza lentamente o seu foco por todo o corpo, começando no topo da cabeça e descendo em direção aos dedos dos pés.

4. Conforme você escaneia, perceba quaisquer sensações que sentir, como tensão, formigamento, peso, calor ou dormência.

5. Se surgirem emoções, nomeie-as silenciosamente, por exemplo, ansiedade, frustração ou cansaço, sem julgamento nem necessidade de consertar nada.

6. Permita que todas essas sensações e emoções sejam como são, oferecendo a elas acolhimento e espaço.

7. Quando a sua mente divagar, traga gentilmente o seu foco de volta para a sua respiração ou para as sensações corporais.

Além de perceber os primeiros sinais do estresse e das emoções, essa prática também te dá um momento para pausar e escolher como responder, criando autodireção emocional na sua essência.

Regulação da Respiração: Acalmando o Sistema Nervoso

A sua respiração é uma ferramenta poderosa e acessível para acalmar o seu sistema nervoso e reduzir a intensidade emocional. Como respirar é ao mesmo tempo automático e está sob o seu controle, mudar conscientemente os seus padrões respiratórios pode rapidamente sinalizar ao seu cérebro que é seguro relaxar. Isso ajuda a reduzir hormônios do estresse como o cortisol, baixar o ritmo cardíaco e até clarear a névoa mental. Abaixo estão duas técnicas eficazes de respiração: a respiração diafragmática para administrar o estresse contínuo, e a respiração quadrada para alívio rápido durante a ansiedade aguda.

Respiração Diafragmática para o Estresse Contínuo:

Esta técnica encoraja respirações profundas e conscientes que engajam plenamente o seu diafragma, o músculo abaixo dos seus pulmões, te ajudando a sair da respiração curta no peito, comum em momentos estressantes. Praticar a respiração diafragmática regularmente treina o seu corpo a ativar o sistema parassimpático de "descanso e digestão", te ajudando a se acalmar e focar.

Veja como fazer:

1. Encontre uma posição confortável, sentada ou deitada. Coloque uma mão no peito e a outra na barriga para sentir o movimento.

2. Inspire lentamente pelo nariz por quatro segundos, focando em expandir a sua barriga, de modo que a mão sobre a barriga suba enquanto a mão sobre o peito permanece relativamente parada.

3. Expire suavemente pela boca por seis segundos, sentindo a sua barriga descer conforme você libera todo o ar.

4. Repita esse ciclo por 6 a 10 respirações, mantendo ritmos lentos e constantes.

5. Observe as sensações à medida que seu corpo começa a relaxar e sua mente se acalma.

6. Utilize este exercício em momentos de estresse prolongado, como durante uma tarde agitada ou antes de dormir, para promover o relaxamento contínuo.

Respiração Quadrada para a Ansiedade Aguda:

A respiração quadrada é uma técnica rítmica que adiciona a retenção da respiração tanto na fase de inspiração quanto na de expiração. Isso pausa e controla a sua respiração, o que pode acalmar rapidamente uma mente acelerada ou um pânico repentino, estabilizando o seu sistema nervoso e trazendo a atenção focada para o momento presente.

Estes são os passos simples:

1. Sente-se ou fique em pé confortavelmente, com as costas retas e os ombros relaxados.

2. Inspire lentamente pelo nariz por quatro segundos, enchendo completamente os pulmões.

3. Segure a respiração suavemente por mais quatro segundos, sem se forçar.

4. Expire lentamente pela boca por quatro segundos, esvaziando completamente os pulmões.

5. Segure a respiração novamente por quatro segundos antes de começar a próxima inspiração.

6. Repita esse ciclo pelo menos quatro vezes, ou até que se sinta mais calma.

7. Use a respiração quadrada quando a ansiedade disparar de repente, por exemplo, antes de uma reunião estressante, durante momentos de pânico ou sempre que precisar de um *reset* rápido.

A regulação da respiração oferece uma forma imediata de acalmar suas emoções e centrar o seu foco. Esteja você administrando um estresse contínuo com a respiração diafragmática ou aquietando uma ansiedade aguda com a respiração quadrada, a prática regular constrói a sua capacidade de acalmar o seu sistema nervoso naturalmente.

Reinterpretação Cognitiva e Autocompaixão

A perimenopausa frequentemente traz mudanças inesperadas no seu humor e na sua função cognitiva, que podem fazer com que você se torne excessivamente crítica consigo mesma. A reinterpretação cognitiva é uma prática gentil que te ajuda a dar um passo atrás desses padrões de pensamento negativos e a enxergar as suas experiências através de uma lente mais compassiva e realista. Quando combinada com a autocompaixão, ela se torna uma ferramenta poderosa para reduzir o seu sofrimento emocional e sustentar o seu bem-estar mental durante esta fase de transição.

Os passos para a reinterpretação e a autocompaixão incluem:

- **Perceba os seus pensamentos automáticos negativos:** torne-se consciente de quando a sua mente salta para extremos ou para um autojulgamento duro. Exemplos podem incluir pensamentos pouco realistas como "Estou perdendo o juízo" ou "Nunca vou conseguir fazer isso direito".

- **Confronte e reinterprete o pensamento:** pergunte a si mesma: esse pensamento é realmente verdadeiro? Existe outra forma de entender a situação que seja menos extrema e mais útil? Por exemplo, substitua "Estou perdendo a cabeça" por algo como: "A névoa mental é comum durante a perimenopausa, e posso me apoiar com ferramentas como lembretes e pausas".

- **Adicione uma camada de autocompaixão:** fale consigo mesma como falaria com uma amiga próxima passando por um momento difícil. Use afirmações compassivas como:
    - "Este é um momento difícil."
    - "Muitas mulheres passam por isso durante a perimenopausa."
    - "Que eu possa ser gentil e generosa comigo mesma neste momento."

A reinterpretação cognitiva te ajuda a desenvolver clareza mental e a reduzir a ansiedade, mas, quando combinada com a autocompaixão, você ganha ainda mais controle sobre as suas emoções. A autocompaixão te ajuda a entender que as suas dificuldades são universais e te encoraja a ser mais paciente consigo mesma. Ela te ajuda a tolerar o desconforto sem vergonha ou frustração, tornando mais fácil cuidar de si mesma em momentos desafiadores.

Estabelecendo Limites Saudáveis

Estabelecer limites é uma habilidade vital para nutrir a resiliência emocional, especialmente durante as mudanças da perimenopausa. Os limites ajudam a proteger o seu tempo, a sua energia e o seu bem-estar, criando fronteiras claras em torno do que você quer ou pode dar conta sem culpa nem se sobrecarregar. Você pode sentir que está afastando as pessoas quando estabelece limites firmes na sua vida, mas eles são, na verdade, atos de autorrespeito. Cada vez que você diz "não" para algo que não quer, está essencialmente dizendo "sim" para algo que quer.

Quando o seu dia está cheio e a sua energia emocional está baixa, fica mais difícil manter a calma e lidar com o estresse sem se irritar nem entrar em espiral. Se sobrecarregar pode te deixar exausta, irritada e com a sensação de que até pequenas coisas batem mais forte do que costumavam. Estabelecer limites claros é como você se dá o espaço para descansar, recarregar e de fato responder à vida em vez de apenas reagir. É o segredo para manter a sua resiliência.

Você não precisa fazer uma cena nem se sentir desconfortável com isso. Palavras simples, gentis e honestas são tudo o que é preciso para honrar as suas necessidades enquanto mantém os seus relacionamentos intactos. Aqui estão algumas formas delicadas de dizer o que você precisa sem culpa:

- "Agradeço o convite, mas preciso descansar hoje à noite."
- "Fico grata por ter pensado em mim, mas não consigo assumir isso agora."
- "Estou focando na minha saúde nesta semana, então vou precisar dizer não."
- "Preciso priorizar um tempo de descanso, então não vou estar disponível para tarefas extras."

Lembre-se: dizer "não" para os outros é dizer "sim" para si mesma e para o que é realmente importante para você, o que é essencial para a estabilidade emocional.

Estabelecer limites saudáveis é uma das coisas mais empoderadoras que você pode fazer por si mesma. Isso te ajuda a honrar os seus limites, proteger a sua energia emocional e dizer "chega" antes que o estresse tome conta. Os limites te dão o espaço para se fazer presente plenamente nas coisas que realmente importam, em vez de funcionar no vazio. Pense neles como a base para construir a resiliência e o equilíbrio que você precisa para usar a perimenopausa como um verdadeiro *reset,* e para crescer além dela. No Capítulo 11, você vai encontrar dicas práticas para estabelecer limites em todas as áreas da sua vida, para que você possa proteger a sua energia sem culpa.

Desenvolvendo a Autodireção Emocional

A autodireção emocional tem a ver com entender a sua própria experiência interna e aprender a guiar as suas respostas emocionais com consciência e intenção. Tem a ver com construir resiliência e criar espaço para a escolha através de ações gentis e consistentes. Você desenvolve essa autodireção através de quatro pilares fundamentais, cada um te ajudando a navegar pelas ondas emocionais da perimenopausa com mais clareza e calma, e te dando as ferramentas para realizar plenamente o *reset* da sua vida durante este período.

Autopercepção

A autopercepção significa sintonizar com os seus próprios sentimentos, gatilhos e sinais físicos conforme eles aparecem ao longo do seu dia. Uma forma prática de fazer isso é manter um diário ou anotar rapidamente sempre que perceber esses momentos.

O que acompanhar:

- **Mudanças no humor:** quando você se sente mais irritada, ansiosa ou alegre?
- **Gatilhos:** podem ser situações, pessoas ou pensamentos específicos que despertam emoções fortes.
- **Quedas de energia:** existem horários específicos em que o cansaço ou a tensão chegam ao pico?
- **Padrões:** podem estar relacionados ao sono, ao estresse e à nutrição, que frequentemente influenciam o seu humor.

Com o tempo, você vai criar o seu próprio sistema de alerta antecipado, te ajudando a entender quando tende a reagir com emoções intensas. Isso te permite entrar em cena com ferramentas de manejo antes que as suas emoções transbordem. Quanto mais você pratica perceber as suas emoções e o que está acontecendo ao seu redor, mais ganha o poder de guiar a sua experiência em vez de ser arrastada por ela.

Hábitos Consistentes de Regulação

A percepção é apenas o primeiro passo. Para conduzir as suas emoções, você precisa praticar regularmente as ferramentas de regulação. Essas técnicas ajudam a aquietar o seu sistema nervoso e fortalecer os caminhos no seu cérebro que sustentam a calma e a clareza mental, para que você possa responder aos desafios com mais leveza.

Exemplos podem incluir:

- exercícios de respiração, como a diafragmática ou a quadrada, que discutimos antes neste capítulo
- técnicas de *grounding*, como sentir os pés no chão ou focar em sensações físicas
- pausas gentis de atenção plena ao longo do dia

Mesmo gastar apenas um minuto por dia nessas práticas pode fortalecer a capacidade do seu cérebro de lidar com o estresse. Com o tempo, esses hábitos se tornam automáticos, te ajudando a se manter equilibrada mesmo quando os hormônios oscilam ou a vida fica exigente.

Metas Emocionais Intencionais

Estabelecer metas emocionais propositais e baseadas em valores te dá uma direção nas suas escolhas e interações diárias. Essas metas não precisam ser grandes nem ambiciosas. Em vez disso, foque em mudanças pequenas, mas significativas, que estejam alinhadas com o que mais importa para você.

Exemplos de metas:

- "Vou pausar antes de responder durante um conflito."
- "Vou trazer paciência e gentileza para as minhas conversas diárias."
- "Vou criar pelo menos um momento significativo de conexão por dia."

Ao ancorar o seu foco nessas intenções, você se afasta dos padrões reativos e se aproxima de escolhas conscientes e guiadas por valores. Isso te ajuda a moldar a sua paisagem emocional de formas que sustentam o seu bem-estar.

Rituais de Apoio

Os rituais de apoio são práticas simples e repetíveis que ajudam a acalmar as suas emoções e trazer uma sensação de estabilidade quando as oscilações hormonais fazem as coisas parecerem imprevisíveis.

Exemplos podem incluir:

- Cinco minutos de atenção plena pela manhã para definir um tom calmo para o dia.
- Uma pausa para respirar ou um momento de *grounding* no meio do dia para reequilibrar o sistema nervoso.
- Um diário à noite para refletir sobre as vitórias e os desafios emocionais.
- Um ritual semanal aos domingos para revisar seu diário e definir novas metas.

Quando você integra esses pequenos rituais ao seu dia, constrói um ritmo que te sustenta nas marés em transformação, lembrando você suavemente de que a autodireção emocional é uma prática contínua enraizada na gentileza e na consistência.

Uma Rotina Diária de Autodireção Emocional

Construir a autodireção emocional no seu dia não precisa levar horas nem envolver práticas complicadas. Pequenos momentos consistentes de consciência e cuidado podem se somar em uma estabilidade emocional e uma resiliência reais. Esta rotina diária simples reúne autoconsciência, regulação, reflexão e definição de metas em passos administráveis que cabem mesmo nos seus dias mais corridos.

Manhã: Checagem de Consciência (Dois minutos)

Comece o seu dia se sintonizando gentilmente com o seu estado emocional antes que o mundo externo te puxe. Esse breve momento de conexão estabelece um tom consciente para as horas seguintes:

1. Encontre um momento silencioso para desfrutar a sua bebida matinal ou apenas se sentar em um lugar confortável.

2. Feche os olhos ou suavize o olhar e pergunte: "O que estou sentindo agora?". Nomeie a sua emoção principal, seja ela calma, ansiedade, cansaço, esperança ou outra coisa.

3. Escolha uma intenção para guiar o seu dia. Pode ser um valor ou uma qualidade que você quer incorporar, como paciência, gentileza, coragem ou presença.

Começar o seu dia com essa checagem consciente ancora a sua consciência e prepara a sua mente para responder com intenção em vez de reatividade.

Meio do Dia: Momento de Regulação (Um minuto)

Os momentos do meio do dia podem ser difíceis e pesados. Tirar uma pausa curta te ajuda a se recalibrar e restaurar o equilíbrio:

1. Pause e leve a sua atenção para o seu corpo e a sua respiração. Perceba qualquer tensão ou rigidez.

2. Escolha uma ferramenta rápida de regulação, como algumas respirações diafragmáticas profundas, uma breve reinterpretação mental de um pensamento desafiador ou buscar o *grounding* sentindo os pés firmemente no chão.

3. Use esse momento para resetar, deixando para trás o estresse acumulado e abrindo espaço para um foco calmo.

Essa pausa do meio do dia interrompe o acúmulo emocional, refrescando o seu sistema nervoso para que você possa seguir com mais calma e clareza.

Noite: Reflexão (Três minutos)

Encerre o seu dia refletindo sobre a sua jornada emocional. Esse ritual de fechamento constrói autoconsciência e apreço pelo seu progresso:

1. Anote um momento em que se sentiu firme ou calma durante o dia.

2. Anote um desafio ou uma dificuldade que encontrou. Pergunte a si mesma algo como "O que disparou isso, ou como isso me fez sentir?".

3. Anote uma compreensão ou uma lição que aprendeu sobre as suas emoções ou estratégias de manejo.

Refletir sobre o seu dia estimula a autocompaixão, mostra a sua inteligência emocional em crescimento e te prepara para a prática intencional de amanhã.

Semanal: Revisão e Definição de uma Meta Emocional

Uma vez por semana, faça uma pausa um pouco mais longa para observar padrões e planejar o futuro:

1. Revise as suas anotações ou o seu diário para identificar emoções recorrentes, gatilhos ou conquistas.

2. Identifique quais necessidades ou desafios emocionais se destacaram.

3. Escolha um objetivo ou intenção emocional específico para focar na semana seguinte, por exemplo, praticar a paciência, administrar a ansiedade ou criar conexão.

Definir metas semanais transforma a autodireção em um processo dinâmico de aprendizado e crescimento, te ajudando a fazer mudanças significativas um passo de cada vez.

Sabendo Quando Buscar Apoio Profissional

Embora a autodireção emocional te dê ferramentas essenciais para administrar os seus sintomas da perimenopausa, haverá momentos em que o apoio profissional é necessário. Saber quando buscar ajuda extra é um ato importante de autocuidado e sabedoria, não um sinal de fracasso ou fraqueza. Os profissionais podem oferecer orientação, tratamento e recursos que complementam as suas práticas pessoais e fazem uma diferença real no seu bem-estar.

Quando Considerar o Apoio Profissional

Busque ajuda se perceber qualquer um destes desafios persistentes:

- **Tristeza ou desânimo durando mais de duas semanas.** Sentir-se para baixo por um período prolongado pode indicar uma depressão que talvez exija cuidado profissional.

- **Ansiedade que atrapalha a vida diária.** Quando a preocupação ou o pânico interferem no seu trabalho, nos seus relacionamentos ou no seu sono, o apoio especializado pode oferecer alívio e estratégias de manejo.

- **Problemas de memória que afetam a segurança ou o desempenho no trabalho.** Se o esquecimento começa a impactar a sua capacidade de funcionar com segurança ou competência, uma avaliação profissional pode ser necessária.

- **Dificuldades emocionais que não melhoram apesar dos seus melhores esforços de autocuidado.** Algumas dificuldades exigem uma intervenção adicional para seguir em frente.

Aceitar ajuda é fundamental para a resiliência emocional. Isso te permite construir uma base mais forte e acessar recursos adequados às suas necessidades específicas.

Tipos de Ajuda Profissional Disponíveis

Vários tipos de profissionais e programas podem te apoiar ao longo da perimenopausa:

- **Psicólogos e terapeutas:** oferecem psicoterapia e orientação para ajudar pessoas a atravessarem desafios emocionais e desenvolver habilidades de manejo.

- **Psiquiatras:** estes médicos oferecem avaliações médicas voltadas para a saúde mental e, se necessário, prescrevem medicações para transtornos de humor ou ansiedade.

- **Grupos de apoio:** entrar em um grupo de apoio te conecta com outras pessoas vivenciando mudanças semelhantes, oferecendo comunidade e compreensão compartilhada.

- **Especialistas em menopausa:** focam especificamente em mudanças hormonais e da fase da vida, integrando abordagens médicas e de estilo de vida.

Se o custo ou o acesso for uma preocupação, considere:

- Plataformas de psicoterapia online, que oferecem sessões mais acessíveis.

- Clínicas-escolas e centros comunitários de saúde mental com taxas variáveis de acordo com a renda.

- Programas e consultas de assistência nas unidades básicas de saúde (UBS).

O apoio profissional pode assumir muitas formas, adaptando-se a diferentes preferências e orçamentos. Explorar as opções torna o cuidado de qualidade acessível e administrável.

Parceria com seus Profissionais de Saúde

O seu médico clínico geral ou ginecologista é um parceiro importante no seu cuidado integral durante a perimenopausa. Seja aberta sobre os seus desafios quando consultar o seu médico. Compartilhar sintomas relacionados ao humor, à memória ou à ansiedade ajuda os profissionais a:

- Personalizar o seu tratamento médico, incluindo o manejo hormonal ou as medicações.

- Coordenar encaminhamentos para profissionais da saúde mental.

- Sugerir modificações no estilo de vida, solicitar planos nutricionais para profissionais da nutrição e propor recursos para sustentar a saúde como um todo.

Uma abordagem colaborativa e integrada, combinando suporte médico, psicológico e de estilo de vida, geralmente proporciona o cuidado mais eficaz e completo para você.

Acompanhando a Regulação com um Registro Diário

Registrar o seu humor, foco e respostas emocionais em um diário transforma sentimentos vagos em dados que você pode usar. Essa ferramenta te ajuda a identificar gatilhos, destacar oportunidades de melhoria e responder com mais compreensão.

Como Usar o Diário de Regulação

Complete o diário no fim de cada dia, talvez depois do jantar ou antes de dormir.

Para cada entrada, anote:

Humor (por exemplo, feliz, irritada, ansiosa, triste ou motivada)

____

____

____

Foco (por exemplo, afiado, distraído, enevoado ou firme)

____

____

____

Gatilhos emocionais (descreva situações ou interações que te afetaram)

____

____

____

Estratégias de enfrentamento utilizadas (por exemplo, respiração, reinterpretação ou uma caminhada)

____

____

____

Sensação geral de energia ou bem-estar (por exemplo, alta, média ou baixa)

Uma vez por semana, releia as suas anotações para identificar padrões: existem eventos que consistentemente trazem ansiedade? A prática regular de atenção plena melhora o foco matinal? Use essas informações para ajustar os seus hábitos ou buscar ajuda caso os sintomas persistam.

Diário Reflexivo para Liderança Emocional

Escrever sobre as suas experiências emocionais estimula uma compreensão e um crescimento mais profundos. Estas perguntas podem te ajudar a construir confiança como se você fosse a sua própria líder emocional.

Que padrões percebi sobre o meu humor, a minha energia e a minha memória ao longo da última semana?

____

____

____

____

____

____

____

____

Quais estratégias de autorregulação funcionaram bem, e onde encontrei dificuldades?

____

____

____

____

____

____

Quando me senti mais eu mesma, e que condições permitiram que esse sentimento surgisse?

O que gostaria de fazer de forma diferente da próxima vez que um desafio surgir?

Que apoio estou aberta a pedir, e a quem?

Reserve 10 minutos uma ou duas vezes por semana para escrever livremente em resposta a essas perguntas. Revisar anotações mais antigas pode iluminar o quanto você avançou e clarear o que funciona melhor para você. Essas práticas transformam a consciência emocional em uma força firme para crescer através da mudança.

Considerações Finais

Agora que você entende como as oscilações hormonais impactam o seu humor, a sua memória e a sua clareza mental durante a perimenopausa, você tem a base para responder com gentileza e confiança em vez de frustração ou insegurança. As estratégias compartilhadas aqui, desde a atenção plena e a regulação da respiração até o estabelecimento de limites saudáveis, oferecem maneiras práticas de estabilizar suas emoções e aguçar seu foco em meio às mudanças. Ao praticar essas habilidades diariamente e se sintonizar com seus padrões únicos, você pode construir resiliência que sustenta tanto a sua saúde mental quanto o seu bem-estar geral.

Este capítulo é apenas o começo de um processo de *reset* desenhado para te ajudar a criar um equilíbrio duradouro, para que você atravesse a perimenopausa com mais leveza e preparação para a próxima fase da sua vida.

Fim da Semana 4 e Diário de Acompanhamento

Este diário de acompanhamento foi pensado para te ajudar a consolidar as compreensões e o progresso que você fez nas últimas duas semanas. Ele combina reflexões sobre os pilares do Estilo de Vida, a alimentação, o humor e o comportamento. Use estas perguntas de reflexão para aprofundar a sua autoconsciência, celebrar o seu progresso e planejar com atenção as semanas à frente.

Reflexão e Autoavaliação dos Seis Pilares

Neste exercício, você vai explorar cada um dos seis pilares de uma forma mais experiencial. Para cada pilar, dedique alguns momentos para refletir sobre as suas experiências recentes e depois pense em estratégias práticas para se sustentar melhor. Isso vai te ajudar a criar um plano personalizado que respeite as suas necessidades únicas e o seu estilo de vida.

Passo 1: Reflita sobre a sua Experiência Atual

Para cada pilar, descreva brevemente a sua experiência recente respondendo a estas perguntas:

Alimentação: como as minhas escolhas alimentares têm afetado a minha energia, o meu humor ou a vontade de comer ultimamente? Que alimentos ou padrões pareceram nutritivos ou prejudiciais?

____

____

____

____

____

Movimento: quais tipos de atividade física ou movimento pratiquei? Como eles me fizeram sentir física e emocionalmente?

____

____

____

____

____

____

____

____

____

Estresse: como tenho percebido o estresse se manifestando na minha vida diária? Que situações ou pensamentos tendem a aumentar os meus níveis de estresse?

____

____

____

____

____

____

____

____

Sono: como eu descreveria a qualidade do meu sono ao longo da última semana? Que rotinas ou comportamentos ajudaram ou atrapalharam o meu descanso?

Emoções: que padrões emocionais ou reações se destacaram? Existem sentimentos específicos que percebo com frequência, ou áreas em que administrar as emoções parece mais fácil ou mais difícil?

Desequilíbrios: que hábitos, comportamentos ou fatores do ambiente pareceram fora de sintonia com o meu bem-estar? Como eles afetam os outros pilares?

____

____

____

____

____

____

____

____

Passo 2: Pense em uma Estratégia para Cada Pilar

Para cada pilar, anote uma pequena ação realista que possa adotar para sustentar o equilíbrio e o bem-estar. Aqui estão algumas perguntas para te inspirar:

Que pequena mudança na minha alimentação poderia me trazer mais estabilidade esta semana?

____

____

____

____

____

____

Qual movimento prazeroso ou administrável posso adicionar ou manter?

Que técnica simples de redução de estresse posso experimentar quando estiver sobrecarregada?

Qual ajuste no meu horário de dormir ou no meu ambiente de sono poderia melhorar o descanso?

Que prática ou ferramenta poderia me ajudar a regular melhor as minhas emoções?

Que pequeno hábito ou gatilho posso modificar ou evitar para reduzir o desequilíbrio?

Passo 3: Conecte os Pilares à sua Vida

Descreva brevemente como essas estratégias podem sustentar os seis pilares e criar efeitos positivos nas outras áreas. Por exemplo, dormir melhor pode melhorar a resiliência emocional e a energia para o movimento. Mover-se regularmente pode reduzir o estresse e melhorar a qualidade do sono.

Diário de Acompanhamento da Prática Diária de Autodireção Emocional

Acompanhe a sua prática dos hábitos de autodireção emocional a cada dia. Marque sim ou não e anote quaisquer reflexões. Foque nas checagens de consciência, nos momentos de regulação e no diário de reflexão.

Dia	**Manhã: checagem de consciência (nomeie o seu sentimento e a sua intenção)**	**Meio do dia: prática de regulação (respiração, reinterpretação ou *grounding*)**	**Noite: reflexão (momento de tranquilidade, desafio ou compreensão)**	**Anotações ou reflexões**
Segunda				
Terça				
Quarta				
Quinta				
Sexta				
Sábado				
Domingo				

Consciência de Comportamentos e Hábitos: Identifique os seus Padrões de Desequilíbrio

Liste de dois a três hábitos ou comportamentos que te tiram do equilíbrio, por exemplo, uso de telas até tarde da noite, comer emocional ou pular refeições. Para cada um deles, reflita:

- O que costuma disparar esse comportamento?
- Como isso afeta meu humor, a minha energia ou outros pilares da minha vida?
- Qual é uma medida simples e viável para interromper ou substituir esse comportamento?

1. Hábito: ____
    a. Gatilho: ____
    b. Impacto: ____
    c. Próximo passo: ____
2. Hábito: ____
    a. Gatilho: ____
    b. Impacto: ____
    c. Próximo passo: ____
3. Hábito: ____
    a. Gatilho: ____
    b. Impacto: ____
    c. Próximo passo: ____

Perguntas de Reflexão para uma Compreensão mais Profunda

Reserve de 10 a 15 minutos para refletir sobre qualquer uma das perguntas a seguir. Escreva livremente e com compaixão.

Que mudanças no meu humor, na minha energia ou na minha clareza mental percebi nesta última semana?

____

____

____

____

Quais hábitos e ferramentas de autocuidado me ajudaram a manter o equilíbrio?

____

____

____

____

Que situações ou gatilhos me desafiaram mais, e como respondi a eles?

____

____

____

____

____

Quais são uma ou duas pequenas mudanças que quero experimentar na próxima semana que pareçam viáveis?

____

____

____

____

____

Como posso cultivar mais autocompaixão quando as coisas estiverem difíceis?

____

____

____

____

____

De qual progresso me orgulho, por menor que seja?

____

____

____

____

____

Celebrando o Progresso

Tire um momento e liste três conquistas ou mudanças positivas desta semana. Podem ser desde pequenos hábitos diários até mudanças de mentalidade ou consciência emocional.

1. ____

____

____

2. ____

____

____

3. ____

____

____

Planejando as Próximas Semanas

Qual a intenção emocional ou de estilo de vida quero focar na próxima semana?

____

____

____

____

____

Que apoio ou recursos podem me ajudar a me manter no caminho?

____

Como vou me lembrar de praticar a gentileza e a paciência durante esse período?

Cada escolha consciente estabelece as bases para um equilíbrio duradouro, resiliência e leveza durante a perimenopausa e além. Celebre os seus pequenos passos e continue se sintonizando com o que o seu ritmo único precisa.

Parte III:

Mergulho Profundo e Reconstrução (Semanas 5 a 6)

Capítulo 7:

Sistemas do Corpo em Transformação: Intestino, Ossos, Pele e Libido

A perimenopausa afeta muito mais do que apenas o seu humor, a sua energia ou a sua função cognitiva. Você também pode perceber mudanças na sua digestão, na força dos seus ossos, na textura da sua pele e no seu bem-estar sexual. Essas mudanças podem às vezes parecer surpreendentes ou até inquietantes, levando você a prestar mais atenção e ajustar a forma como você se cuida.

Pense em como você está cuidando da sua digestão, da saúde dos seus ossos, da sua pele e da sua sexualidade atualmente. Existem áreas em que se sente confiante no seu cuidado, e outras em que se sente mais incerta ou desafiada?

Este capítulo te convida a escutar atentamente as mensagens do seu corpo e a acolher essas mudanças com curiosidade e compaixão. Entender como o seu intestino, os seus ossos, a sua pele e a sua libido respondem à perimenopausa te ajuda a desenvolver uma estratégia integral para resetar e sustentar o seu bem-estar.

Saúde Intestinal e o Microbioma

O seu intestino é um dos sistemas mais responsivos durante a perimenopausa. Ele reage às oscilações hormonais, ao estresse e à dieta de formas que podem parecer imprevisíveis. Muitas mulheres percebem novos padrões digestivos que parecem completamente diferentes do que viveram antes. Algumas pequenas mudanças em como você come e em como administra o estresse podem trazer um alívio significativo.

Influência Hormonal no Microbioma Intestinal

Os níveis oscilantes de estrogênio e progesterona durante a perimenopausa têm um impacto direto no equilíbrio e na diversidade das suas bactérias intestinais. Esses hormônios ajudam a regular o ambiente microbiano no seu intestino, mas, quando os seus níveis mudam, a composição do seu microbioma intestinal também pode se deslocar. Algumas das consequências podem incluir (Peters et al., 2022):

- redução na diversidade das bactérias benéficas, o que pode prejudicar a digestão e a imunidade
- aumento da inflamação intestinal, contribuindo para desconforto e sintomas digestivos
- alteração na saúde metabólica devido ao papel do microbioma na absorção de nutrientes e na regulação de energia

Reconhecer que o seu desconforto intestinal está ligado às mudanças hormonais te ajuda a se aproximar dos sintomas com mais compreensão e te motiva a fazer ajustes gentis para sustentar o equilíbrio do seu microbioma.

Mudanças Digestivas e Sensibilidades

A perimenopausa frequentemente traz mudanças perceptíveis na sua digestão e pode até te deixar sensível a alimentos que você tolerava facilmente no passado. Você pode vivenciar sintomas que parecem novos ou mais intensos do que antes, incluindo (Lovink, 2025):

- aumento do inchaço ou desconforto abdominal após as refeições
- hábitos intestinais oscilantes, como constipação ou diarreia

- uma desaceleração geral da digestão, podendo ter uma sensação de peso ou lentificação depois de comer

- intolerâncias alimentares que surgem ou pioram, como sensibilidade à lactose, ao glúten ou a certas fibras

Essas alterações digestivas ocorrem porque as oscilações hormonais podem desacelerar a velocidade com que a comida atravessa o seu trato digestivo e alterar as respostas imunes do seu intestino. Isso pode tornar o seu sistema digestivo mais reativo, levando a desconforto ao consumir alimentos que antes não causavam problemas.

Prestar atenção aos seus padrões digestivos pode te ajudar a identificar quais alimentos ou hábitos alimentares desencadeiam sintomas. Aqui estão algumas dicas para auxiliar nessa percepção:

- Mantenha um diário simples de alimentação e desconforto para acompanhar o que come e como se sente depois.

- Preste atenção aos horários das refeições e ao tamanho das porções, já que comer rápido demais ou em excesso pode piorar os sintomas.

- Observe como o estresse ou a qualidade do sono em um determinado dia se correlacionam com o conforto digestivo.

Compreender essas conexões ajuda você a fazer escolhas alimentares conscientes e ajustes no estilo de vida que funcionam melhor com as suas necessidades em transformação.

Nutrição para Sustentar a Saúde Intestinal

Sustentar o seu microbioma intestinal através de uma nutrição consciente pode aliviar os desafios digestivos da perimenopausa e promover o bem-estar como um todo. Foque em nutrir as bactérias benéficas no seu intestino e em criar um ambiente que sustente uma digestão equilibrada. Aqui estão estratégias alimentares-chave para promover a saúde intestinal:

- **Coma alimentos ricos em fibra:** vegetais, frutas, leguminosas e grãos integrais são excelentes fontes de fibra. Essa fibra alimenta as bactérias benéficas no seu intestino, ajudando-as a prosperar e a manter o equilíbrio. Procure incluir uma variedade de vegetais e frutas coloridos diariamente para fornecer diferentes tipos de fibra e compostos vegetais.

- **Incorpore alimentos prebióticos:** os prebióticos são tipos específicos de fibra que atuam como alimento para as bactérias do seu intestino. Alimentos ricos em prebióticos incluem cebola, alho, alho-poró, aspargo, banana e raiz de chicória. Eles podem ajudar a estimular o crescimento de bactérias boas, sustentando um microbioma diverso.

- **Inclua alimentos probióticos:** os probióticos são bactérias benéficas vivas que somam à saúde do seu microbioma intestinal. Alimentos fermentados como iogurte, kefir, chucrute, kimchi e missô são boas fontes. Aproveite-os regularmente para ajudar a manter um equilíbrio bacteriano saudável.

- **Mantenha-se hidratada:** beber bastante água sustenta a digestão ajudando a fibra a se mover suavemente pelo seu trato digestivo e prevenindo a constipação. Procure beber pelo menos 8 copos de água por dia, ajustando conforme a atividade e o clima.

- **Limite alimentos processados e açúcares adicionados:** alimentos com altos teores de ingredientes processados, aditivos artificiais e açúcares adicionados podem prejudicar a diversidade e o funcionamento das suas bactérias intestinais. Reduzir esses alimentos pode ajudar a diminuir a inflamação e a sustentar um ambiente intestinal mais saudável.

Ao incluir consistentemente esses elementos na sua dieta, você cria um ambiente nutritivo para o seu microbioma intestinal durante as mudanças hormonais da perimenopausa.

Práticas de Estilo de Vida para Sustentar o Intestino

A saúde intestinal é influenciada tanto pela sua alimentação quanto pelo seu estilo de vida. A conexão entre o seu cérebro e o seu intestino, conhecida como eixo cérebro-intestino, significa que os seus níveis de estresse, a sua atividade física e as suas rotinas diárias têm papéis-chave na função digestiva e na saúde do microbioma, especialmente durante a perimenopausa. Aqui estão algumas estratégias para considerar:

- **Administre o estresse para um intestino mais saudável:** o estresse crônico pode bagunçar a sua digestão, desacelerar o seu intestino e perturbar as bactérias saudáveis. Usar técnicas de alívio do estresse pode ajudar o seu intestino a funcionar melhor e a reduzir a inflamação. Experimente estas abordagens:

    - **Trabalho com a respiração:** pratique a respiração diafragmática profunda ou a respiração quadrada por alguns minutos diariamente para acalmar o seu sistema nervoso.

    - **Atenção plena e meditação:** mesmo sessões curtas de meditação podem reduzir os hormônios do estresse e promover o relaxamento.

    - **Faça pausas na natureza:** passar tempo ao ar livre, especialmente caminhando em áreas verdes, baixa o estresse e sustenta a saúde intestinal.

- **Incorpore o movimento gentil:** mover o seu corpo ajuda a sua digestão mantendo as coisas em movimento no seu intestino e impulsionando o fluxo sanguíneo. Atividades simples e regulares funcionam melhor, como:

    - **Caminhadas diárias:** uma caminhada de 10 a 15 minutos ajuda na digestão e acalma o sistema nervoso.

    - **Yoga gentil ou alongamento:** ajuda a aliviar a tensão no abdômen e estimula movimentos intestinais regulares.

- **Pausas de movimento com foco na respiração:** incorpore o trabalho com a respiração em pausas breves de movimento ao longo do seu dia.

- **Outros hábitos úteis:**

  - Foque em bons hábitos de sono para ajudar o seu intestino a se curar e a se comunicar melhor com o seu cérebro.

  - Tente evitar comer tarde da noite para que o seu sistema digestivo descanse.

  - Tenha cuidado com antibióticos ou outras medicações, porque eles podem desequilibrar o seu intestino.

Incorporar esses hábitos simples à sua vida diária cria um ambiente favorável à saúde intestinal, ajudando a reduzir o desconforto digestivo e sustentando a sua saúde como um todo durante a perimenopausa.

Força Óssea através da Nutrição e do Movimento

Durante a perimenopausa, a saúde dos ossos se torna especialmente importante. Conforme os seus níveis de estrogênio diminuem, os seus ossos podem perder densidade mais rapidamente, aumentando o risco de fraturas. Mas, ao entender esses riscos e tomar passos proativos com nutrição e exercício, você pode ajudar a manter os seus ossos fortes e proteger a sua saúde futura.

Entendendo os Riscos de Perda de Densidade Óssea

O estrogênio é fundamental para manter os seus ossos fortes porque ajuda a equilibrar a degradação e a formação óssea. Quando o estrogênio cai, esse equilíbrio se desloca, e os seus ossos começam a perder densidade mais rápido do que conseguem se reconstruir, ficando mais fracos. Aqui está o que ter em mente (Cauley, 2015):

- A perda óssea geralmente começa silenciosamente nos seus 40 e poucos anos, mas acelera durante e depois da menopausa.

- Isso torna as fraturas mais prováveis, especialmente nos quadris, na coluna e nos pulsos.
- Estar consciente disso cedo te dá a chance de tomar passos agora para proteger os seus ossos.

Saber que a perimenopausa é um período crítico para a saúde dos ossos pode te motivar a adotar hábitos que a favoreçam antes que ocorra uma perda óssea significativa.

Nutrição para Ossos mais Fortes

Manter os seus ossos fortes durante a perimenopausa significa focar em nutrientes que ajudam a construir osso e a desacelerar a perda. O cálcio e a vitamina D são os mais conhecidos, mas o magnésio, a vitamina K e outros micronutrientes essenciais também sustentam um metabolismo ósseo saudável. Veja o que incluir na sua dieta:

- **Cálcio:** o cálcio é o mineral principal encontrado nos ossos e é essencial para manter a força óssea. Os adultos geralmente precisam de cerca de 1.000 mg a 1.200 mg de cálcio diariamente, dependendo da idade e do estado de saúde (Calcium, 2025). Boas fontes de cálcio incluem:
    - laticínios como leite, iogurte e queijo
    - bebidas vegetais fortificadas como leite de amêndoa, soja ou aveia
    - vegetais de folhas verdes como couve, couve-galega e acelga chinesa
    - castanhas como a amêndoa e sementes como a chia e o gergelim
- **Vitamina D:** a vitamina D ajuda o seu corpo a absorver o cálcio de forma eficaz. Ela pode ser obtida através de:

- exposição segura ao sol, cerca de 10 a 30 minutos várias vezes por semana, dependendo do tipo de pele e da localização

- fontes alimentares como peixes gordurosos, como salmão e cavala, e alimentos fortificados

- suplementos, especialmente em áreas com pouca luz solar ou para pessoas com níveis baixos de vitamina D

- **Magnésio:** o magnésio contribui para a estrutura óssea. Castanhas, sementes, grãos integrais e vegetais de folhas verdes são boas fontes.

- **Vitamina K:** a vitamina K sustenta a mineralização óssea. Você pode encontrá-la em folhas verdes como espinafre, couve e brócolis.

Aqui estão algumas formas de incorporar esses micronutrientes à sua dieta:

1. **Inclua uma fonte de cálcio em cada refeição.** Pode ser uma porção de iogurte no café da manhã, uma salada com folhas verdes no almoço ou vegetais refogados no jantar.

2. **Adicione uma porção de peixe gordo à sua dieta algumas vezes por semana** para aumentar naturalmente a ingestão de vitamina D.

3. **Consuma castanhas e sementes,** como amêndoas ou sementes de abóbora, como lanches, para aumentar a ingestão de cálcio e magnésio.

4. **Use bebidas vegetais ou cereais fortificados** se você reduzir os laticínios, para garantir que vai receber níveis de cálcio e vitamina D adequados.

5. **Considere dosar e suplementar a vitamina D** após conversar com seu médico, especialmente durante os meses de inverno ou quando a exposição ao sol for limitada.

Ao incluir consistentemente esses nutrientes na sua dieta, você ajuda a desacelerar a perda óssea, manter a força e reduzir o seu risco de fraturas conforme atravessa a perimenopausa e além.

Exercícios e Treinamento de Força

A atividade física é fundamental para manter os seus ossos fortes durante a perimenopausa. Quando os seus músculos e ossos trabalham contra a gravidade ou contra resistência, eles vivenciam um estresse mecânico que estimula o crescimento ósseo e desacelera a perda. É por isso que os exercícios com carga e de treinamento de força são tão importantes. Aqui está por que eles importam:

- Os ossos se adaptam às forças aplicadas sobre eles. Quando você se move de formas que desafiam o seu esqueleto, as células ósseas respondem aumentando a densidade e a força.

- A queda do estrogênio durante a perimenopausa desacelera a remodelagem óssea natural, mas o exercício ajuda a contrabalançar isso.

- O treinamento de força constrói e preserva a massa muscular. Músculos fortes sustentam os seus ossos, melhoram o equilíbrio e reduzem o risco de quedas e fraturas.

Exercícios eficazes para incluir na sua rotina podem ser:

- **Atividades aeróbicas com sustentação de peso:** incluem caminhada, trilha, subir escadas, dançar ou corrida. Essas atividades criam forças de impacto que estimulam a manutenção óssea.

- **Treinamento de resistência:** envolve exercícios em que os músculos trabalham contra a resistência, como:

  - pesos livres (halteres ou kettlebells)

  - elásticos ou faixas de resistência

- exercícios com o peso do corpo (agachamentos, flexões ou afundos)

Aqui estão alguns passos simples a seguir para criar uma rotina de exercícios saudáveis para os ossos:

1. **Procure fazer pelo menos duas sessões por semana** focadas no treinamento de força, mobilizando os grandes grupos musculares, como pernas, costas, peito e abdômen.

2. **Comece com exercícios simples com o peso do corpo** se for nova no treinamento, exemplos:

   - **Agachamento livre com o peso do corpo:** fique em pé com os pés afastados na largura dos ombros, abaixe os quadris como se estivesse sentando em uma cadeira e depois volte a ficar em pé. Faça 10 a 12 repetições lentas e controladas.

   - **Flexões na parede:** fique de frente para uma parede, posicione as mãos na parede na altura e na largura dos ombros, abaixe o corpo em direção à parede, dobrando os cotovelos, e depois empurre de volta para a posição inicial. Tente 8 a 10 repetições.

3. **Avance para pesos leves ou elásticos de resistência** uma vez que se sinta confortável. Foque na postura correta para evitar lesões e maximizar os benefícios.

4. **Incorpore atividades cardiovasculares** como caminhar em ritmo acelerado ou subir escadas diariamente. Mesmo 10 a 15 minutos podem sustentar a digestão e a saúde óssea.

5. **Priorize a recuperação:** permita 48 horas entre as sessões de força para reparo muscular e adaptação óssea.

6. **Considere trabalhar com um personal trainer** para orientação sobre uma progressão segura e exercícios adaptados se você for nova no treinamento de força.

Quando você faz dos exercícios e do treinamento de força uma parte regular da sua rotina, ajuda os seus ossos a se manterem fortes, mantém a massa muscular e impulsiona a sua energia e vitalidade ao longo da perimenopausa.

Fatores de Estilo de Vida que Afetam a Saúde Óssea

Durante a perimenopausa, prestar atenção aos fatores de estilo de vida que afetam a saúde dos seus ossos é fundamental para preservar a densidade óssea e reduzir o risco de fraturas. Aqui está o que observar:

- **Fumar:** o tabagismo reduz o fluxo sanguíneo para os seus ossos, desacelera a atividade das células responsáveis pela formação óssea e diminui a absorção de cálcio. Também afeta os níveis de estrogênio, acelerando a perda óssea. Parar de fumar é uma das maneiras mais eficazes de proteger seus ossos.

- **Consumo de álcool:** beber álcool em excesso pode enfraquecer a estrutura óssea e perturbar o equilíbrio do cálcio, além de aumentar o risco de quedas e fraturas. Manter o álcool em níveis moderados ajuda a proteger a saúde dos seus ossos.

- **Estresse crônico e cortisol:** o estresse prolongado eleva os níveis de cortisol, que acelera a degradação óssea e desacelera a formação óssea. Usar técnicas de manejo do estresse pode ajudar a proteger os seus ossos.

- **Estilo de vida sedentário:** ficar muito tempo sentada sem movimento reduz o estímulo mecânico que ajuda a manter os ossos fortes, o que pode levar a uma perda mais rápida de densidade óssea.

- **Ingestão excessiva de cafeína:** muita cafeína pode interferir na absorção de cálcio e aumentar a perda de cálcio pela urina. Limitar a cafeína ajuda a manter o equilíbrio que os seus ossos precisam.

Ao fazer pequenas escolhas consistentes em torno desses fatores, você pode ter um grande impacto na saúde dos seus ossos conforme o seu corpo atravessa as mudanças hormonais da perimenopausa.

Cuidados Gentis com a Pele para Necessidades em Transformação

Durante a perimenopausa, a queda nos níveis de estrogênio pode alterar a textura e a aparência da sua pele. Você pode perceber que ela está mais seca, mais fina ou mais sensível. Ajustar a sua rotina de cuidados com a pele, adotando hábitos gentis e que a nutram adequadamente, pode ajudar a mantê-la saudável e confortável durante essa transição.

Mudanças Estruturais e Funcionais na Pele

Conforme os níveis de estrogênio caem, a sua pele produz menos colágeno, a proteína que a mantém firme e elástica. Essa diminuição pode levar a:

- camadas de pele mais finas, tornando a pele mais frágil e propensa a lesões
- perda de umidade e de óleos naturais, resultando em ressecamento e descamação
- cicatrização mais lenta e sensibilidade aumentada a fatores ambientais

Essas mudanças deixam a sua pele mais delicada, então ela se beneficia de cuidados gentis que focam em hidratação e em fortalecer a sua barreira natural. Perceber essas mudanças permite que você ajuste a sua rotina para proteger e nutrir a sua pele de forma eficaz.

Sinais de Sensibilidade Aumentada

Durante a perimenopausa, a sua pele pode reagir de forma diferente a produtos e condições ambientais. Sinais comuns incluem:

- vermelhidão ou manchas aparecem com mais facilidade
- coceira ou irritação por produtos que você antes tolerava bem
- sensibilidade a produtos agressivos, esfoliantes ou cosméticos com fragrância

Rotinas de Cuidados com a Pele que Promovem o Bem-estar

Foque em manter a sua pele bem hidratada e em sustentar a sua barreira protetora natural como a base da sua rotina diária:

- **Limpeza gentil:** use sabonetes suaves e sem fragrância que limpam sem retirar a umidade. Lave com água morna em vez de água quente.
- **Hidratação:** aplique cremes ou loções ricos em ceramidas e umectantes como ácido hialurônico para reter a hidratação e fortalecer a barreira da pele.
- **Proteção solar:** use um protetor solar de amplo espectro com pelo menos FPS 30 todos os dias, mesmo em dias nublados ou quando estiver em ambientes fechados, para prevenir mais degradação do colágeno e danos solares.
- **Antioxidantes:** incorpore séruns contendo antioxidantes como a vitamina C para sustentar a produção de colágeno e proteger contra os estressores ambientais.
- **Evite lavar o rosto em excesso:** limite a limpeza a duas vezes ao dia para preservar os óleos naturais e evitar o ressecamento.

Estilo de Vida Consciente e Nutrição para Nutrir a Pele

A saúde da pele não tem a ver apenas com o que você passa no rosto. Ela também é afetada pelo que você coloca no seu corpo, por exemplo:

- **Hidrate-se:** beba água o suficiente ao longo do dia para sustentar a umidade da pele. Procure pelo menos oito copos, ajustando conforme a atividade e o clima.

- **Consuma alimentos ricos em ômega-3:** inclua peixes como salmão, linhaça, nozes e chia para ajudar a manter a elasticidade da pele e reduzir a inflamação.

- **Administre o estresse:** pratique técnicas regulares de redução do estresse, já que o estresse pode acelerar o envelhecimento e a sensibilidade da pele.

- **Tenha um sono de qualidade:** o sono estimula o reparo e a regeneração da pele, então priorize um sono consistente e reparador todas as noites.

- **Limite a exposição ao sol e evite fumar:** proteja a sua pele dos raios ultravioleta usando roupas protetoras e evitando os horários de pico do sol. Fumar danifica o colágeno e acelera o envelhecimento precoce, então parar ou reduzir é benéfico.

Adaptar a sua rotina de cuidados com a pele com simplicidade, hidratação e proteção ajuda a acalmar a sensibilidade, manter a elasticidade e manter a sua pele com a sensação de estar saudável e sustentada ao longo da perimenopausa e além.

Sustentando a Libido e o Bem-Estar Sexual

As mudanças no desejo e no conforto sexual durante a perimenopausa são comuns, e elas são moldadas por uma combinação de mudanças biológicas, fatores emocionais e estressores do dia a dia. Quando você entende o que está contribuindo para essas mudanças e começa a usar práticas gentis e de suporte, pode manter uma vida sexual satisfatória e nutrir o seu bem-estar como um todo.

Entendendo as Mudanças na Libido Durante a Perimenopausa

As flutuações nos níveis de estrogênio e testosterona podem naturalmente baixar o seu desejo sexual durante a perimenopausa. Quando o estrogênio cai, você também pode vivenciar ressecamento ou desconforto vaginal, o que pode fazer com que a intimidade pareça fisicamente desafiadora ou até dolorosa às vezes. Somando-se às mudanças físicas, mudanças emocionais como oscilações de humor, mais estresse, cansaço ou se sentir menos conectada com o seu corpo podem todas influenciar o quanto você se sente interessada por sexo.

Quando você entende que essas mudanças são uma parte normal desta fase e não um fracasso pessoal, pode se tratar com mais compaixão. Essa consciência também torna mais fácil ter conversas abertas e honestas com o seu parceiro sobre o que você precisa, o que parece confortável e como vocês podem se manter conectados de formas que honrem os dois.

Abordagens Úteis para Sustentar a Saúde Sexual

O conforto físico durante a intimidade é essencial para manter o desejo, a confiança e a conexão. Durante a perimenopausa, o seu corpo pode precisar de um pouco de apoio extra, e isso é completamente normal. Aqui estão algumas formas práticas e acessíveis de aliviar os desafios mais comuns que você pode vivenciar durante esse período:

- **Use lubrificantes e hidratantes:**
  - Escolha lubrificantes à base de água para reduzir o atrito e o desconforto durante o sexo.
  - Aplique hidratantes vaginais regularmente para manter a hidratação e a elasticidade dos tecidos.

- Evite produtos com substâncias irritantes ou fragrâncias que possam aumentar a sensibilidade.

- **Pratique exercícios para o assoalho pélvico:** fortalecer os músculos do seu assoalho pélvico pode ajudar a melhorar o fluxo sanguíneo, a sensibilidade e o tônus muscular na sua área genital. Aqui estão alguns passos simples para fazer exercícios de Kegel:
    - Identifique os músculos do assoalho pélvico como que tentando interromper o fluxo de urina no meio.
    - Contraia esses músculos, segure por cinco segundos e depois relaxe por cinco segundos.
    - Repita de 10 a 15 vezes por sessão, várias vezes por semana.

- **Suporte nutricional:** o zinco e a vitamina D contribuem para a produção hormonal e a função sexual. Inclua alimentos ricos em zinco, como castanhas, sementes, leguminosas e frutos do mar, e mantenha níveis adequados de vitamina D através da exposição ao sol ou de suplementação.

Bem-Estar Emocional e Psicológico

Como já discutimos, a perimenopausa pode ter um grande impacto na sua saúde emocional e mental, o que pode afetar o seu desejo e a sua satisfação sexual. Sustente a sua sexualidade através de:

- **Praticar a comunicação aberta:**
    - Compartilhe as suas necessidades, preocupações e mudanças com seu parceiro de forma honesta e carinhosa.
    - Explore novas formas de se conectar física e emocionalmente. Isso fortalece seu relacionamento e promove conforto.

- **Usar a atenção plena e a administração do estresse:**
  - o Técnicas como respiração focada, meditação ou visualização guiada te ajudam a se manter presente e relaxada durante a intimidade.
  - o Reduzir a ansiedade em relação ao desempenho ou às mudanças físicas pode aprofundar o prazer e a conexão.
- **Buscar psicoterapia:**
  - o Se desafios emocionais ou de relacionamento surgirem, a orientação profissional pode oferecer ferramentas e um espaço de apoio para trabalhá-los, aprimorando tanto as experiências pessoais quanto as compartilhadas.

Fatores de Estilo de Vida que Aumentam a Vitalidade Sexual

O bem-estar físico também pode influenciar bastante a sua libido e a sua função sexual. Incorpore esses hábitos para sustentar a sua saúde íntima:

- **Atividade física regular:** o exercício melhora a energia, a circulação, o humor e a confiança corporal, tudo isso aprimora o desejo sexual.
- **Priorize um sono reparador:** o sono de qualidade sustenta a regulação hormonal e os níveis de energia, reduzindo o cansaço que pode diminuir a libido.
- **Administre o estresse:** implemente técnicas de relaxamento e equilibre as demandas do trabalho e da vida pessoal para reduzir o estresse crônico, que pode diminuir o interesse sexual.
- **Limite o consumo de álcool e evite fumar:** o excesso de álcool pode prejudicar a resposta sexual. Fumar restringe o fluxo sanguíneo, contribuindo para a redução da função sexual. Reduzir ou parar sustenta a saúde hormonal e vascular.

Ao entender e acolher essas estratégias integrais, você pode impulsionar a sua saúde sexual ao longo da perimenopausa, criar uma conexão mais profunda com o seu parceiro e encontrar confiança no quarto.

Integrando a Saúde dos Sistemas através dos Seis Pilares do Estilo de Vida

O seu intestino, os seus ossos, a sua pele e a sua libido todos se beneficiam dos seis pilares do Estilo de Vida trabalhando juntos. Esses pilares criam uma abordagem unificada para o autocuidado durante a perimenopausa:

- **Alimentação:** nutre as suas bactérias intestinais, fortalece os ossos, sustenta a saúde da pele e equilibra os hormônios.
- **Movimento:** estimula a digestão, mantém a densidade óssea, impulsiona a circulação para a pele e aprimora a vitalidade sexual.
- **Administração do estresse:** reduz a inflamação que afeta o intestino, os ossos, a pele e a libido, ao mesmo tempo em que acalma o sistema nervoso.
- **Sono:** sustenta o reparo dos tecidos, o equilíbrio hormonal, a clareza mental e o bem-estar emocional.
- **Regulação emocional:** constrói resiliência, reduz o cortisol e promove respostas físicas mais saudáveis.
- **Corrigindo os desequilíbrios:** pequenas mudanças de comportamento melhoram todos os sistemas restaurando o equilíbrio e reduzindo a sobrecarga.

Quando esses pilares são praticados consistentemente, eles trabalham juntos para sustentar o seu corpo de forma integral, tornando o cuidado simples, eficaz e sustentável.

Refletindo sobre os seus Seis Pilares e Sistemas do Corpo

Use esta atividade para explorar como os seus hábitos atuais sustentam o seu intestino, os seus ossos, a sua pele e a sua libido através dos seis pilares do Estilo de Vida.

Alimentação: quais são três formas pelas quais a minha dieta atual sustenta a saúde do meu intestino, dos meus ossos, da minha pele ou hormonal?

1. ______________________________

____

____

2. ______________________________

____

____

3. ______________________________

____

____

Movimento: como a minha rotina atual de atividade física beneficia múltiplos sistemas do corpo? Liste quaisquer exercícios ou atividades que aprecio e que sustentam a digestão, a força óssea, a circulação da pele ou a vitalidade sexual.

____

____

____

____

Administração do estresse: quais técnicas de administração do estresse uso atualmente? Como elas ajudaram o meu bem-estar físico ou emocional durante a perimenopausa?

Sono: como os meus hábitos de sono, e o descanso (ou a falta dele), afetam a minha energia, a saúde da minha pele e a minha regulação emocional?

Regulação emocional: quais práticas me ajudam a administrar as minhas emoções e a reduzir os sintomas físicos do estresse?

____

____

____

____

____

____

____

Corrigindo desequilíbrios: identifique um pequeno comportamento que, se mudado, poderia impactar positivamente mais de um sistema, incluindo o seu intestino, os seus ossos, a sua pele ou a sua libido.

____

____

____

____

____

____

____

Estabelecendo Metas Integrativas de Autocuidado

Crie metas simples que abordem múltiplos sistemas trabalhando através dos seis pilares.

Escolha uma pequena meta relacionada à alimentação que sustente a saúde do intestino, dos ossos, da pele ou hormonal:

Escolha uma pequena meta relacionada ao movimento que beneficie múltiplos sistemas do corpo:

Escolha uma prática de redução do estresse ou de regulação emocional para adicionar ou aprofundar:

Identifique um hábito de sono que posso melhorar para promover a restauração:

Qual é um desequilíbrio ou comportamento que quero ajustar gentilmente para o bem-estar como um todo?

____

____

____

Como vou me lembrar de praticar essas metas de forma consistente?

____

____

____

____

Lembre-se: nutrir o seu intestino, os seus ossos, a sua pele e a sua libido é uma jornada que flui naturalmente quando você incorpora os seis pilares do Estilo de Vida. Seja paciente e gentil consigo mesma conforme avança, sabendo que cada escolha consciente contribui para o seu bem-estar e a sua resiliência como um todo durante a perimenopausa e além.

Considerações Finais

A perimenopausa é um período de mudança significativa: física, emocional e hormonalmente. Entender como o seu intestino, os seus ossos, a sua pele e a sua libido respondem a essas mudanças te dá o poder de cuidar de si mesma com intenção e gentileza. Ao acolher os seis pilares do Estilo de Vida como a sua base, você cria uma abordagem sustentável e integrativa que sustenta o seu corpo e a sua mente inteiros.

Confie na sua capacidade de escutar o seu corpo e de se adaptar ao longo do caminho. A sua jornada pela perimenopausa é uma oportunidade não apenas de fazer um *reset*, mas também de crescer de formas novas e significativas.

Capítulo 8:

Em Parceria com os Hormônios, Opções Médicas e Construindo a sua Equipe de Apoio

A esta altura, você provavelmente já se acostumou com as mudanças sutis no seu corpo. Talvez uma onda de calor repentina, noites interrompidas pelo suor ou oscilações de humor já não te peguem desprevenida da mesma forma que pegavam. Você entende que o seu corpo está navegando por uma nova fase, e quer entender o que está acontecendo, quais opções tem e como se sentir empoderada durante essa transição. Você quer saber como aproveitar ao máximo este momento, para que possa realmente fazer um *reset* do seu estilo de vida e crescer no futuro.

Isso pode te fazer questionar sobre a terapia hormonal, suplementos, em quem confiar com o seu cuidado, ou mesmo se opções de tratamento disponíveis funcionariam para você. Se essas são as coisas que enchem a sua mente, este capítulo foi pensado para você: para te ajudar a fazer escolhas informadas, construir uma equipe de apoio de confiança e estabelecer uma parceria segura com os seus hormônios para uma vida mais saudável e equilibrada.

Atravessar a perimenopausa não precisa parecer uma jornada solitária. Aqui, você vai encontrar informações claras sobre opções médicas e de estilo de vida, orientações sobre como escolher profissionais sintonizados com as suas necessidades, e ferramentas para defender os seus interesses com eficácia. Conforme você lê, reflita sobre a sua experiência única e sobre que tipo de apoio parece certo para você. Com conhecimento e colaboração, você pode seguir em frente com confiança e elegância, e realmente usar este momento como um *reset* para a felicidade futura.

Entendendo a Terapia Hormonal e os Suplementos

Navegar pela perimenopausa frequentemente envolve explorar opções médicas para administrar os sintomas. A terapia de reposição hormonal e diversos suplementos podem oferecer alívio, mas é importante entender os seus benefícios, riscos e como conduzir conversas com os seus profissionais de saúde com confiança. Esse conhecimento te ajuda a tomar decisões informadas que se alinham com os seus objetivos de saúde e as suas circunstâncias pessoais.

Visão Geral dos Sintomas Hormonais Comuns e Quando Buscar Orientação Médica

Antes de entrarmos nas diferentes opções de tratamento, vamos primeiro focar de novo nos sintomas comuns que você pode vivenciar. A perimenopausa pode trazer uma variedade de sintomas, alguns leves e administráveis, outros mais graves e que pedem cuidado imediato. Use este guia para te ajudar a identificar quando você pode atravessar sem intervenção e quando deve consultar os seus profissionais de saúde com urgência (Perimenopause, 2025).

Sintomas comuns que você deve ficar atenta:

- ondas de calor e suores noturnos
- oscilações de humor como irritabilidade ou ansiedade leve
- perturbações do sono como dificuldade para pegar no sono ou acordar durante a noite
- ressecamento vaginal ou desconforto leve
- mudanças na libido ou na resposta sexual
- ganho de peso leve ou mudanças na composição corporal

- lapsos de memória leves ou dificuldade para se concentrar

Esses sintomas frequentemente fazem parte da transição natural e geralmente podem ser administrados com mudanças no estilo de vida, autocuidado e, se necessário, orientação médica.

Como alguns desses sintomas também podem ser confundidos com estresse ou outras questões psicológicas, é importante buscar profissionais de saúde qualificados que possam ajudar com uma avaliação adequada e um diagnóstico diferencial.

Sintomas que exigem atenção médica mais urgente podem incluir:

- mudanças graves no humor, como depressão intensa, pensamentos suicidas ou ataques de pânico

- sangramento vaginal intenso ou irregular que seja novo ou significativamente diferente

- dores de cabeça súbitas e intensas ou alterações visuais

- dor no peito, falta de ar ou inchaço inexplicável (podem ser sinais de problemas cardiovasculares)

- dor pélvica persistente ou corrimento vaginal incomum

- perda significativa de memória ou declínio cognitivo que afeta o funcionamento diário

- sintomas que causam preocupação com a segurança, como tonturas intensas ou quedas

Se você vivenciar qualquer um desses sintomas, entre em contato com os seus profissionais de saúde o mais rápido possível para uma avaliação e possível cuidado.

Fundamentos da Terapia Hormonal

Você provavelmente já ouviu as palavras terapia de reposição hormonal (TRH) muitas vezes antes, e talvez tenha tido outras mulheres te contando suas histórias de uso da medicação errada, ou conheça mulheres que se arrependem profundamente de não terem usado a TRH para administrar os seus sintomas. Decidir usar a TRH é uma decisão profundamente pessoal, e que deveria ser tomada sob o conselho especializado dos seus profissionais de saúde. Se feita corretamente, não é nada para se temer.

Em termos simples, a TRH essencialmente repõe os níveis decrescentes de estrogênio e progesterona no seu corpo e, com isso, reduz sintomas como ondas de calor, suores noturnos, oscilações de humor e ressecamento vaginal (Harper-Harrison et al., 2024). A TRH vem em diferentes formulações, incluindo comprimidos, adesivos, géis, cremes e anéis vaginais, permitindo que os profissionais adaptem o tratamento às suas necessidades e preferências individuais.

Pontos-chave para considerar sobre a TRH incluem:

- O momento importa: quanto mais cedo você começar a terapia, mais o seu corpo se beneficiará, e mais baixos certos fatores de risco podem ser.

- Os benefícios podem ir além do alívio dos sintomas e se estender para o suporte à densidade óssea e à saúde cardiovascular.

- Os riscos variam dependendo de fatores como a sua idade, o tipo de terapia que você escolhe, o seu histórico pessoal de saúde e o seu histórico familiar.

Discutir o seu histórico médico pessoal e familiar com os seus profissionais da saúde vai ajudar a desenvolver um plano de tratamento desenhado especificamente para você.

Tratando de Mitos e Equívocos sobre a Terapia Hormonal

Você pode hesitar em considerar a terapia hormonal por causa dos muitos mitos sobre esse tratamento que pode ter ouvido. É importante separar fato de medo entendendo o que a TRH de fato faz e não faz:

- **Mito:** A terapia hormonal causa câncer.
  - **Fato:** Os riscos variam conforme fatores individuais como tipo de terapia, duração, saúde pessoal e histórico médico familiar. Para muitas mulheres, os benefícios superam os riscos potenciais, especialmente quando a terapia é apropriadamente administrada.
- **Mito:** A terapia hormonal deve ser iniciada somente após a menopausa.
  - **Fato:** Começar a terapia mais perto do início da perimenopausa frequentemente oferece melhor controle dos sintomas e reduz alguns dos riscos potenciais.
- **Mito:** Hormônios naturais ou bioidênticos são sempre mais seguros.
  - **Fato:** "Natural" não garante segurança nem eficácia. Todas as terapias hormonais devem ser prescritas e monitoradas por profissionais de saúde.

Conversar abertamente com os seus profissionais de saúde sobre as suas preocupações pode te ajudar a tomar decisões informadas e equilibradas sobre a terapia hormonal.

Opções Médicas Não Hormonais

Para algumas mulheres, a terapia hormonal não é o caminho certo, seja por questões de saúde, preferência pessoal ou simplesmente por querer explorar outras opções primeiro. Se você se sente assim, ainda tem escolhas. Várias medicações não hormonais podem ajudar a aliviar sintomas específicos da perimenopausa (Migala, 2024):

- **Antidepressivos (ISRS/IRSN):** Frequentemente prescritos para alterações de humor e ondas de calor.
- **Gabapentina:** Originalmente desenvolvida para convulsões, pode reduzir ondas de calor e melhorar o sono.
- **Clonidina:** Uma medicação para pressão arterial que pode aliviar as ondas de calor em algumas mulheres.

Entender os possíveis efeitos colaterais e o que você pode realisticamente esperar do tratamento te ajuda a escolher a opção que melhor combina com você. Essas alternativas te dão formas significativas de administrar os sintomas sem usar hormônios, mas ainda é importante conversar com o seu médico antes de começar qualquer coisa nova. Ele pode te guiar pelos riscos, benefícios e pelo que faz mais sentido para a sua saúde.

Suplementos Alimentares e Botânicos

Você pode se ver explorando suplementos como forma de sustentar o equilíbrio hormonal ou aliviar sintomas específicos. Se decidir seguir esse caminho, aqui estão alguns ingredientes que você verá indicação com mais frequência (Lubeck, 2025):

- **Vitamina D e magnésio:** Esses suplementos sustentam a saúde óssea e o funcionamento do sistema nervoso.
- **Ácidos graxos ômega-3:** Ajudam a reduzir a inflamação e podem até melhorar o seu humor.

Muitos profissionais de saúde te encorajam a não confiar apenas em suplementos. Eles podem ser úteis, mas funcionam melhor quando combinados com hábitos de estilo de vida que dão suporte, como uma alimentação equilibrada, movimento regular, manejo do estresse e bom sono. Quando você combina essas abordagens, cria uma base mais forte e confiável para administrar a perimenopausa e se sentir no seu melhor.

Preparando-se para Conversas com Profissionais de Saúde

Sentir-se confiante e preparada para as consultas médicas te ajuda a defender as suas necessidades. Consultar o seu médico sobre os seus sintomas pode ser uma experiência estressante, e você pode esquecer alguns dos sintomas ou até detalhes do histórico médico da sua família. É por isso que eu te encorajo muito a entrar na consulta totalmente preparada:

- Mantenha um registro detalhado dos sintomas anotando frequência, intensidade e gatilhos.

- Crie um registro detalhado do histórico médico da sua família, mesmo coisas que possam não estar diretamente relacionadas aos seus sintomas. É melhor dar aos seus profissionais de saúde informação demais do que deixar de fora algo que possa ser importante para o seu tratamento.

- Anote perguntas e objetivos de tratamento de antemão para abordá-los durante a consulta. Perguntas que você pode querer fazer ao seu médico podem incluir:

    - Que mudanças hormonais provavelmente estão afetando os meus sintomas?

    - Quais opções de tratamento estão disponíveis para administrar os meus sintomas, incluindo benefícios e riscos?

    - Como você recomenda que seja monitorada a minha saúde e quais ajustes nos tratamentos, se necessário?

    - Existem mudanças no estilo de vida ou terapias que poderiam sustentar a minha saúde hormonal junto com os tratamentos médicos?

- Quais efeitos colaterais devo observar com qualquer medicação ou suplemento prescrito?
- Como o meu histórico médico e familiar impacta as minhas opções de tratamento e os riscos?
- Você pode me explicar como funciona a terapia hormonal e quais tipos seriam mais apropriados para mim?
- Quais tratamentos não hormonais poderiam ser eficazes para os meus sintomas específicos?
- Existem serviços de apoio ou especialistas que você recomenda que eu consulte?

- Familiarize-se com termos comuns e opções médicas para reduzir a ansiedade e a confusão. Não hesite em perguntar ao seu médico se ele usar termos que você não entende.
- Aproxime-se dos seus profissionais de saúde como parceiros no cuidado, compartilhando as suas preferências e preocupações abertamente.

Essa abordagem colaborativa vai ajudar os profissionais de saúde a criar um plano de tratamento personalizado e a alcançar melhores resultados de saúde.

Personalizando a Terapia Hormonal

A terapia hormonal não é uma única solução que serve para todas. O que funciona para outra mulher pode não ser tão eficaz para você. É por isso que o melhor é criar um plano personalizado baseado nas suas necessidades. Os seus profissionais de saúde vão considerar diversos fatores para personalizar a sua terapia, incluindo os seus sintomas específicos, histórico médico, estilo de vida e preferências pessoais.

Existem múltiplas opções disponíveis, cada uma com diferentes benefícios e riscos. Por exemplo, adesivos transdérmicos (pela pele) podem reduzir certos riscos cardiovasculares em comparação com hormônios orais, enquanto aplicações vaginais podem mirar sintomas locais como o ressecamento com efeitos sistêmicos mínimos.

Os principais componentes da personalização incluem:

- **Tipos de hormônios usados:** Combinação de estrogênio e progesterona, estrogênio sozinho (para mulheres sem útero) ou hormônios bioidênticos conforme prescritos.

- **Ajustes de dosagem:** Começar com a menor dose eficaz e modificar com base no alívio dos sintomas e nos efeitos colaterais.

- **Via de administração:** Escolher entre administração oral, transdérmica ou vaginal local conforme o seu perfil de saúde e o foco dos sintomas.

Consultas de acompanhamento regulares são essenciais para monitorar a sua resposta ao tratamento, tratar dos efeitos colaterais e fazer os ajustes necessários. Uma comunicação aberta e contínua com os seus profissionais de saúde sobre os seus sintomas, preocupações e preferências garante que a sua terapia se mantenha alinhada com as suas necessidades em transformação.

Lembre-se: a sua participação ativa na tomada de decisões cria uma abordagem personalizada e flexível que respeita a jornada única do seu corpo pela perimenopausa e além.

Escolhendo Profissionais e Formando uma Equipe de Apoio

Atravessar a perimenopausa e os desafios de saúde da meia-idade funciona melhor quando você tem uma equipe de saúde que oferece apoio e uma rede de pessoas que entendem as suas necessidades únicas e com quem você se sente à vontade. Escolher profissionais da saúde com conhecimento e construir o seu próprio sistema de apoio te ajuda a tomar decisões com confiança, manter as mudanças no estilo de vida e realmente crescer durante essa transição.

Identificando Profissionais Familiarizados com Hormônios

Encontrar profissionais de saúde que realmente entendam a perimenopausa e a saúde da mulher na meia-idade pode fazer uma grande diferença para você. Procure médicos com formação ou experiência especializada nessa área. Ginecologistas, endocrinologistas, médicos de medicina integrativa ou especialistas em menopausa são todas ótimas opções.

Considere estas dicas ao escolher um profissional:

- Verifique credenciais e certificações relacionadas à saúde da mulher e ao cuidado hormonal.
- Leia avaliações de pacientes e busque recomendações de fontes confiáveis ou de outras mulheres na sua comunidade.
- Pergunte aos profissionais potenciais sobre a experiência deles com a perimenopausa e a terapia hormonal.
- Escolha alguém que escute ativamente, respeite a sua história e honre os seus objetivos individuais de saúde.

Incorporando Especialistas Comportamentais e Nutricionais

O cuidado médico funciona melhor quando combinado com apoio para o seu estilo de vida e a sua saúde emocional. Trabalhar com um psicólogo e nutricionista pode te ajudar a:

- Desenvolver mudanças sustentáveis de hábitos relacionados à nutrição, ao movimento e ao manejo do estresse.
- Administrar desafios emocionais e cultivar resiliência através de estratégias de regulação.
- Adaptar planos nutricionais que sustentem o equilíbrio hormonal e o alívio dos sintomas.

Manter uma comunicação aberta e colaborativa com a sua equipe de saúde te ajuda a ter um cuidado integrado, tornando a sua jornada pela perimenopausa mais suave e mais empoderada.

Construindo uma Rede de Apoio Pessoal

Para além da sua equipe de saúde, o seu bem-estar também cresce quando você se apoia em suporte emocional e social. Família, amigas e grupos de pares podem oferecer encorajamento, compreensão e parceria, e te lembrar de que você não precisa enfrentar isso sozinha. Conectar-se com outras mulheres atravessando transições semelhantes te permite compartilhar ideias, histórias e dicas práticas, o que pode ser uma grande ajuda durante sintomas desafiadores.

Aqui estão algumas dicas para fortalecer a sua rede pessoal:

- Compartilhe as suas experiências e necessidades abertamente com pessoas queridas e de confiança.
- Procure grupos de apoio sobre a perimenopausa ou sobre a saúde da mulher, presencialmente ou online.
- Celebre o seu progresso e fale sobre os seus desafios para se manter motivada.

Navegando pelos Sistemas e Recursos de Saúde

Os ambientes de saúde e os sistemas de seguros podem ser complexos. Ser proativa te ajuda a acessar o cuidado com eficiência e reduz o estresse:

- Conheça a sua cobertura de plano de saúde, os requisitos de encaminhamento e os processos de agendamento.
- Faça o acompanhamento de forma consistente e mantenha anotações detalhadas sobre tratamentos e resultados.

- Explore recursos educativos online e grupos de apoio como complementos valiosos ao cuidado presencial.

Assumir o protagonismo da sua jornada de saúde aumenta a sua confiança e te ajuda a defender os seus interesses de forma eficaz.

Importância dos Exames Regulares

Durante a perimenopausa, os exames regulares se tornam particularmente importantes para monitorar mudanças e prevenir possíveis complicações. Os exames recomendados podem incluir:

- **Exames de densidade óssea (densitometria)** para avaliar o risco de osteoporose e fraturas

- **Avaliações cardiovasculares,** incluindo aferição da pressão arterial e do perfil lipídico (colesterol).

- **Exames das mamas e mamografias,** com base na sua idade e no seu histórico familiar.

- **Exames pélvicos e Papanicolau** para monitoramento da saúde reprodutiva

Manter-se em dia com os exames vai permitir que o seu médico identifique e trate qualquer questão precocemente.

Empoderamento na Tomada de Decisões e Defesa dos seus Interesses

Fazer todas essas escolhas sobre a sua saúde durante a perimenopausa pode parecer assustador, mas desenvolver confiança e habilidades para defender os seus próprios interesses te ajuda a assumir o controle. Quando você se sente informada e ouvida, não apenas toma melhores decisões de saúde, mas também ganha uma sensação mais forte de controle sobre a sua jornada.

Construindo Conhecimento para Embasar as Escolhas

Entender o seu corpo, as opções de tratamento disponíveis e a ciência por trás delas pode ajudar a aliviar o medo e te dar confiança nas suas decisões. Você pode assumir o protagonismo:

- Buscando informações em fontes confiáveis como organizações médicas de confiança, estudos revisados por pares e diretrizes de especialistas.
- Fazendo aos profissionais perguntas claras sobre os riscos, benefícios e alternativas dos tratamentos sugeridos.
- Usando o pensamento crítico para diferenciar entre alegações de marketing e fatos científicos, te protegendo da desinformação.

Estar informada te dá mais controle, para que você possa escolher o plano de cuidado que se adequa às suas necessidades, preferências e valores.

Abordagens Integrativas e Complementares

Você pode descobrir que combinar terapias complementares com os seus tratamentos médicos tradicionais te ajuda a administrar os sintomas da perimenopausa de forma mais eficaz. Essas abordagens integrativas sustentam a conexão entre o seu corpo e a sua mente, te ajudando a se sentir mais equilibrada e resiliente durante essa transição hormonal.

Terapias complementares comuns podem incluir:

- **Acupuntura:** Esta prática milenar envolve a inserção de agulhas finas em pontos específicos do corpo para estimular o fluxo de energia e promover a cura. A acupuntura tem mostrado bons resultados na redução das ondas de calor, na melhora da qualidade do sono e no alívio das perturbações de humor durante a perimenopausa.

- **Meditação *mindfulness*:** As técnicas de *mindfulness* cultivam a consciência do momento presente e o acolhimento, reduzindo o estresse e a reatividade emocional. A prática regular de meditação pode aliviar a ansiedade, aprimorar o humor e melhorar os padrões de sono, todos comumente desafiados durante a perimenopausa.

- **Yoga e movimento gentil:** A yoga combina posturas físicas, controle da respiração e meditação para sustentar a flexibilidade, a força, o alívio do estresse e o equilíbrio emocional. Formas suaves de yoga, tai chi e qi gong são particularmente benéficas para promover o relaxamento e a conexão corpo-mente.

Nem toda terapia complementar será certa para você. Algumas ervas ou suplementos podem interagir com medicações ou podem não ser seguros dependendo das suas condições de saúde. Sempre informe a sua equipe médica sobre quaisquer tratamentos complementares que você esteja usando. Isso ajuda a manter o seu cuidado como um todo seguro e eficaz.

Preparando-se para a sua Consulta Médica

Use esta folha de exercícios para organizar os seus pensamentos e objetivos antes de se encontrar com os seus profissionais de saúde.

Quais os sintomas ou preocupações de saúde mais urgentes que eu gostaria de discutir?

____

____

____

____

____

Quais as perguntas que quero lembrar de fazer durante a consulta?

Quais são os meus objetivos de saúde e estilo de vida relacionados à perimenopausa e ao controle hormonal?

Existem tratamentos ou abordagens que prefiro ou que quero evitar? Que limites ou preocupações tenho?

Construindo as suas Habilidades de Defesa dos Próprios Interesses

Reflita sobre como você se comunica e defende as suas necessidades de saúde.

Pensando em uma consulta médica recente, quão à vontade me senti ao expressar as minhas necessidades e preocupações?

____

____

____

____

____

Quais estratégias me ajudaram a me comunicar com clareza com os profissionais de saúde? O que poderia melhorar na minha forma de me comunicar?

____

____

____

____

____

____

____

____

____

Quais as três afirmações ou lembretes que me dão o poder de defender os meus interesses com confiança?

1. ____

____

____

2. ____

____

____

3. ____

____

____

Empoderamento e Autocompaixão

Reserve um momento de tranquilidade para refletir sobre essas perguntas e anote os seus pensamentos em um diário, se quiser.

Como aprender sobre a minha saúde e as minhas opções de tratamento muda os meus sentimentos sobre administrar a perimenopausa?

____

____

____

____

____

____

De que formas posso praticar a gentileza e a paciência comigo mesma em momentos de incerteza ou quando os resultados não estão claros?

Como posso equilibrar o respeito pela expertise médica com a confiança no meu próprio conhecimento e nas minhas preferências?

Que sistemas de apoio ou recursos poderiam me ajudar a me sentir mais empoderada e menos sozinha na minha jornada de saúde?

____

____

____

____

____

____

Você constrói o empoderamento através do conhecimento, da comunicação clara e da autocompaixão. Aborde esse processo com paciência e gentileza, e celebre o seu progresso ao longo do caminho. Cada escolha intencional que você faz sustenta o seu bem-estar e te ajuda a atravessar a perimenopausa com confiança e serenidade.

Considerações Finais

Atravessar a perimenopausa e as decisões de saúde que vêm junto pode parecer desafiador, mas também é uma oportunidade de assumir o protagonismo do seu bem-estar. Empodere-se com conhecimento, comunicação clara e uma defesa consciente dos seus interesses, transformando o cuidado em saúde de uma fonte de estresse em uma verdadeira parceria que atende às suas necessidades únicas.

Lembre-se: você é a especialista sobre o seu próprio corpo e a sua própria experiência. Ao participar ativamente do seu cuidado e ao praticar a autocompaixão, você constrói resiliência e cria uma sensação de controle em meio à mudança.

Capítulo 9:

Comer com Intenção e Prazer: Refeições Flexíveis para Reduzir o Comer Emocional e Sustentar a Energia

Quando você está atravessando a perimenopausa, comer não se trata apenas de abastecer seu corpo. Muitas vezes, os beliscos que você está desejando não são por fome, mas sim por conforto, estresse ou hábito, como exploramos no Capítulo 6. Ou talvez você se lembre, no Capítulo 4, de ter aprendido o básico da nutrição e o papel vital da proteína, da fibra e das gorduras saudáveis em sustentar os seus hormônios e manter a sua energia estável.

Agora, imagine se sentar para uma refeição que pareça uma celebração em vez de uma obrigação. Uma refeição em que você está totalmente presente, saboreando cada mordida, sentindo-se nutrida e satisfeita sem culpa nem ansiedade. Comer com intenção e prazer tem a ver com retomar esses momentos. Tem a ver com sair de regras rígidas ou de listas de "o que comer" para acolher a flexibilidade, o prazer e a atenção plena no seu comer cotidiano.

Vamos explorar estratégias para te ajudar a apreciar plenamente a comida, lidar com os desejos por comida com gentileza e criar refeições que sustentem a sua energia e honrem os ritmos únicos do seu corpo. Experimente as diferentes técnicas que discutimos aqui para descobrir o que funciona para você e desenvolver o seu próprio plano alimentar. É hora de trazer a felicidade de volta para a sua mesa e sustentar o seu bem-estar a cada mordida nutritiva.

Foco na Mentalidade e na Experiência de Comer

Comer bem durante a perimenopausa vai muito além do que está no seu prato. Tem a ver com como você come e com a relação que você cria com a comida. Você pode descobrir que as mudanças hormonais deste período podem mexer com velhos padrões de comer emocional ou habitual, tornando difícil confiar nos seus sinais de fome ou se sentir satisfeita.

Comer com atenção plena é uma prática poderosa que te encoraja a desacelerar, envolver todos os seus sentidos e saborear cada mordida plenamente. Tem a ver com estar presente e se sintonizar com o sabor, o cheiro, a textura e até o som da comida enquanto você mastiga. Essa conexão te ajuda a apreciar mais a sua comida e te ajuda a se sentir saciada, reduzindo o comer em excesso e os desejos por comida que sobram.

Além da experiência sensorial, comer com atenção plena abre espaço para você perceber as suas emoções ou pensamentos em relação à comida sem julgamento. Talvez você reconheça uma tensão se dissolvendo a cada mordida ou um impulso silencioso de comer quando está estressada ou entediada. Encontrar esses sentimentos com curiosidade em vez de crítica permite que você desloque gentilmente a sua relação com a comida, de uma relação de conflito para uma de compaixão.

Estratégias para os Desafios de Comer em Contextos Sociais e na Vida Real

Comer não acontece isoladamente. Está entrelaçado na sua vida social, celebrações, dias de trabalho e viagens. Durante a perimenopausa, quando o seu corpo e os seus sinais de fome podem parecer menos previsíveis, navegar por essas situações reais de alimentação pode às vezes ser intimidador.

Encontros sociais, feriados e refeições fora de casa frequentemente vêm com comidas tentadoras mas pouco familiares, porções maiores e distrações que podem tornar difícil comer com atenção plena. Em vez de buscar a perfeição, o que pode alimentar a ansiedade e a sensação de fracasso, acolha a flexibilidade e a presença. Permita-se apreciar os sabores, os aromas e a companhia com curiosidade em vez de julgamento.

Honrar os seus sinais de fome e saciedade em ambientes imprevisíveis é um ato poderoso de autoconfiança. Você pode descobrir que comer uma porção menor, saborear um prato favorito ou pausar entre mordidas para avaliar a saciedade te ajuda a manter o equilíbrio. Lembre-se: está tudo bem dizer "não, obrigada" a porções adicionais ou a comidas que não pareçam certas naquele momento. Estabelecer limites gentis é parte de honrar as necessidades do seu corpo.

As viagens e as agendas cheias também podem perturbar os seus padrões de refeições habituais, mas planejar com lanches adaptáveis e abertura para novas comidas pode reduzir o estresse. Use os dias de viagem ou de eventos como oportunidades para experimentar a flexibilidade. Talvez você possa experimentar uma pequena porção de algo novo ou combinar um lanche de confiança com sabores locais.

No fim das contas, a capacidade de se adaptar durante situações sociais e reais de alimentação com gentileza e adaptabilidade cria uma forma feliz e sustentável de nutrir o seu corpo apesar da imprevisibilidade da vida.

Administração da Energia através dos Horários e da Intuição

A perimenopausa frequentemente traz mudanças nos níveis de energia ao longo do dia e do mês. Você pode notar padrões como uma queda de foco no meio da manhã, uma queda acentuada às 3 da tarde ou noites em que os desejos por comida se intensificam. Entender esses ritmos do corpo e trabalhar com eles oferece uma forma de administrar a energia de modo sustentável, sem horários rígidos de refeições nem comer restritivo.

Sintonizar-se com os sinais do seu corpo e as oscilações hormonais permite que você coma de forma responsiva, usando a comida como uma ferramenta para suavizar os altos e baixos de energia. Essa abordagem intuitiva prioriza a flexibilidade em vez de horários rígidos, te dando o poder de honrar o seu ritmo único diariamente.

Padrões comuns de ritmo de energia durante a perimenopausa incluem:

- **Queda de energia no meio da manhã:** O seu nível de açúcar no sangue e seu estado de alerta podem cair algumas horas após o café da manhã. Um pequeno lanche rico em proteína e uma bebida hidratante podem te ajudar a se manter focada e estável.

- **A baixa das 3 da tarde:** A energia frequentemente cai no meio da tarde, desencadeando desejos por doces ou cafeína. Equilibrar proteína, fibra e gorduras saudáveis no seu almoço pode ajudar a prevenir essa queda. Se ela ainda acontecer, um lanche consciente e nutritivo pode restaurar o equilíbrio.

- **Mudanças no apetite à noite:** Algumas mulheres percebem que o seu apetite aumenta ou se torna menos previsível à noite. Isso pode refletir mudanças hormonais ou relacionadas ao estresse. Escolha alimentos nutritivos e que proporcionem saciedade, pois além de trazer conforto ao corpo, favorecem um sono reparador.

Aqui estão algumas estratégias práticas para alinhar o comer com a sua energia e a sua intuição:

- **Escute antes de comer:** Pause e faça um *check-in* com os seus sinais de fome e saciedade. Pergunte a si mesma: "Estou de fato com fome ou tentando administrar uma queda de energia ou uma emoção?"

- **Horários flexíveis de refeições:** Em vez de refeições rígidas baseadas no relógio, coma quando o seu corpo genuinamente sinalizar a necessidade, adaptando o tamanho das porções ou os tipos de comida de acordo.

- **Enfatize combinações equilibradas de nutrientes:** Garanta que proteína, fibra, carboidratos saudáveis e gorduras estejam presentes, especialmente em refeições que antecedem quedas conhecidas de energia.

- **Hidrate-se regularmente:** Às vezes o cansaço ou a fome podem mascarar uma leve desidratação. Tomar um copo de água sustenta o seu metabolismo e a sua energia.

- **Ajuste-se aos ciclos hormonais:** Alguns dias ou algumas semanas podem exigir lanches mais frequentes, refeições mais leves ou mais comidas reconfortantes. Honre essas fases sem julgamento.

Considere manter um diário simples da sua energia e alimentação por uma semana. Anote os momentos em que a sua energia cai ou em que os desejos por comida surgem, e registre o que você comeu por volta desses momentos. Com o tempo, você vai identificar padrões únicos dos ritmos do seu corpo, te dando o poder de fazer escolhas intencionais que te sustentem.

Ciência do Comer Emocional 2.0: Decodificando o que o seu Corpo Está Pedindo

Os desejos por comida podem parecer impulsos misteriosos que atrapalham as suas melhores intenções, mas decifrar a fisiologia por trás deles oferece pistas sobre o que o seu corpo realmente precisa. Indo além do comer emocional (explorado no Capítulo 6), ajuda entender como os desejos por comida frequentemente se relacionam com necessidades nutricionais ou sensoriais específicas, mudanças hormonais e até respostas ao estresse durante a perimenopausa.

Reconhecer o que diferentes desejos por comida te dizem vai te ajudar a responder de forma nutritiva em vez de reativa, construindo uma abordagem mais gentil e mais eficaz em relação ao comer e à satisfação, por exemplo:

- **Desejos por sal:**

- podem indicar fadiga adrenal ou baixo nível de sódio devido à transpiração ou estresse
- podem refletir a necessidade do corpo de equilíbrio eletrolítico, especialmente se você está ativa ou desidratada

- **Desejos por açúcar:**
  - frequentemente associado a quedas de açúcar no sangue ou a baixas de energia (como a queda de energia das 3 da tarde)
  - pode sinalizar uma necessidade de energia rápida, mas os açúcares refinados podem piorar o ciclo
  - também podem resultar de alterações na química cerebral envolvendo a regulação da serotonina e da dopamina durante as mudanças hormonais
- **Desejos por alimentos crocantes:**
  - pode sugerir um desejo por estimulação sensorial ou satisfação oral
  - também pode refletir tensão, irritabilidade, necessidade de distração ou atenção plena
- **Desejos por gordura:**
  - frequentemente se relacionam com a necessidade do corpo de ácidos graxos essenciais que sustentam a produção hormonal, a saúde do cérebro e o humor
  - gorduras saudáveis proporcionam saciedade duradoura e ajudam a estabilizar o açúcar no sangue
- **Desejo por cafeína:**
  - podem refletir cansaço ou estresse adrenal, mas podem contribuir para a ansiedade ou perturbar o sono se usados em excesso

A seguir, vamos olhar formas de interpretar os seus desejos por comida com atenção:

- Quando a vontade de comer surgir, pare e pergunte a si mesma:
    - Estou com fome física ou esse desejo está ligado a uma emoção ou a um hábito?
    - Que sensação ou sentimento específico está por trás desse impulso?
    - Posso satisfazer essa vontade com uma opção equilibrada ou uma alternativa consciente?
- Experimente com diferentes respostas:
    - Para satisfazer a vontade de comer sal, experimente adicionar azeitonas, picles ou tomar uma pequena sopa.
    - Quando a vontade de comer doces surgir, opte por opções naturalmente doces, como frutas frescas combinadas com castanhas ou iogurte.
    - Se preferir algo crocante, experimente vegetais crus, grão-de-bico assado ou pipoca.
- Perceba como o seu corpo e a sua mente respondem. Com o tempo, essa atenção curiosa pode reduzir a intensidade e a frequência dos desejos prejudiciais.

Compreender as camadas por trás dos desejos por comida, como as nutricionais, emocionais, sensoriais e hormonais, ajuda você a sair do impulso e chegar à compreensão. Você deixa de ser dominada pelos desejos e passa a responder com gentileza e conhecimento, transformando a alimentação em um ato de nutrição e plenitude.

Nutrição Gentil: Os 20% que Fazem 80% da Diferença

Durante a perimenopausa, reformular toda a sua forma de se alimentar pode parecer algo pesado e difícil de manter. Em vez disso, foque em pequenos hábitos nutricionais essenciais que te dão os maiores benefícios. A regra 80/20 é uma forma simples de fazer mudanças duradouras sem acrescentar pressão ou tirar o prazer de comer.

Veja como funciona: procure nutrir o seu corpo com alimentos que sustentam os hormônios e saudáveis na maior parte do tempo (cerca de 80%) e se dê flexibilidade e prazer nos 20% restantes.

Essa abordagem tem tudo a ver com equilíbrio. Ela te ajuda a fazer escolhas em sua maioria conscientes e nutritivas, ao mesmo tempo em que você honra eventuais vontades, os eventos sociais e o simples prazer da comida sem culpa.

Os principais benefícios da mentalidade 80/20 incluem:

- **Sustentabilidade:** É mais fácil manter a longo prazo se você não se sentir privada de nada.
- **Flexibilidade:** Ela se adapta à vida social, ao humor e às necessidades em transformação.
- **Uma relação positiva com a comida:** Reduz a culpa e os pensamentos obsessivos sobre comer.
- **Incentiva escolhas conscientes:** Sustenta a atenção plena e a intencionalidade, em vez da restrição.

Ao adotar a regra 80/20, você cria espaço para um comer feliz e nutritivo que cabe na sua vida e sustenta naturalmente o seu equilíbrio hormonal.

Comer pela Energia: a sua Fórmula Pessoal de Combustível

As necessidades de energia e as preferências alimentares de cada pessoa são diferentes, especialmente durante a perimenopausa, quando as mudanças hormonais podem afetar o seu apetite, a sua digestão e o seu metabolismo de formas únicas. Em vez de perseguir um plano único que serve para todas ou buscar a perfeição, sintonizar-se com a sua fórmula pessoal de combustível te permite honrar os ritmos naturais do seu corpo e construir hábitos alimentares sustentáveis que apoiem a sua energia e o seu bem-estar.

Essa abordagem te encoraja a perceber quando e como você se sente mais abastecida ao longo do dia. Entender os seus próprios padrões te ajuda a adaptar refeições e lanches ao seu estilo de vida e ao seu fluxo de energia, fazendo com que comer pareça mais fácil, mais satisfatório e menos frustrante.

Três dos perfis de energia mais comuns são:

- **A pessoa que prefere proteína pela manhã:**
    - Você se sente melhor começando o dia com um café da manhã reforçado e rico em proteínas, como ovos ou iogurte grego.
    - Pular ou atrasar o café da manhã geralmente leva a quedas de energia ou fome intensa mais tarde.
    - Suas refeições ao longo do dia se beneficiam de um fornecimento constante de proteínas para manter o foco e a energia.
- **A pessoa que prefere refeições pequenas e frequentes:**
    - Você prefere comer porções menores com mais frequência para evitar quedas de energia ou desconforto digestivo.

- Lanches frequentes e equilibrados com proteínas, fibras e gorduras saudáveis mantêm o seu humor e o nível de açúcar no sangue estáveis.
- Refeições leves ajudam na digestão e fornecem nutrição constante.

- **A pessoa de comer híbrido:**
  - Você alterna entre refeições maiores e lanches menores dependendo da atividade do dia, do seu humor ou das flutuações hormonais.
  - Você se beneficia ao prestar atenção aos sinais de fome e ao diminuir ou aumentar a quantidade de comida com base nos sinais do seu corpo.
  - Flexibilidade e variedade são fundamentais na sua abordagem.

Para te ajudar a identificar o seu próprio perfil de energia, pergunte a si mesma coisas como:

- Em que momentos do dia sinto mais fome ou mais energia?
- Como pular ou adiar refeições afeta meu humor e minha concentração?
- Prefiro mais estrutura ou mais flexibilidade na minha rotina alimentar?
- Como diferentes alimentos e tamanhos de porção me fazem sentir física e emocionalmente?

Uma vez que você entende o seu perfil de energia, pode ajustar as suas refeições de acordo, por exemplo:

- **A pessoa que prefere proteína pela manhã:** comece com ovos e vegetais, acrescente castanhas ou queijo nos lanches e equilibre o almoço e o jantar com proteínas magras e vegetais coloridos.

- **A pessoa que prefere refeições pequenas e frequentes:** mantenha lanches ricos em proteína à mão (como homus com vegetais ou pasta de castanhas com frutas) e opte por mini-refeições equilibradas ao longo do dia.

- **A pessoa de comer híbrido:** pratique o *check-in* consciente com a fome, acolha a flexibilidade e prepare opções fáceis e rápidas para sustentar a energia conforme as necessidades oscilam.

Essa abordagem personalizada honra a sabedoria do seu corpo, sustenta uma energia estável e reduz a pressão de "acertar". Comer em sintonia com a energia gera gentileza consigo mesma e hábitos alimentares sustentáveis durante a perimenopausa.

A Cozinha Tranquila: O Papel do Ambiente no Apetite e na Qualidade do Comer

O ambiente em que você come tem um papel surpreendentemente poderoso em como e o que você come. A iluminação, o barulho, a desordem e até a sua mentalidade antes de uma refeição podem influenciar os seus sinais de fome, a sua digestão, os seus desejos por comida e a sua satisfação. Durante a perimenopausa, quando o seu corpo já pode parecer mais sensível ou inquieto, criar um ambiente calmo para comer pode te ajudar a se reconectar com os ritmos naturais do seu apetite e a apreciar a comida mais plenamente.

Vamos analisar algumas maneiras pelas quais seu ambiente afeta o apetite e a digestão:

- **Iluminação:** Uma luz suave e natural promove o relaxamento e a atenção plena, enquanto luzes fortes ou intermitentes podem aumentar o estresse e prejudicar o foco no comer.

- **Barulho:** Sons altos ou que distraem podem incentivar um comer apressado ou desatento, enquanto sons baixos ou suaves promovem refeições mais lentas e mais atentas.

- **Organização:** Um espaço para refeições organizado e convidativo reduz a confusão mental e as distrações, favorecendo um comer tranquilo e concentrado.

- **Ritmo:** Comer com pressa geralmente leva a comer em excesso, pois o cérebro não registra a saciedade a tempo. Desacelerar o seu ritmo permite uma digestão melhor e mais satisfação.

Micro-hábitos simples para criar uma cozinha tranquila e uma experiência de comer com atenção plena incluem:

- **Faça três respirações calmas e profundas antes de se sentar:** isso te ajuda a passar dos pensamentos agitados para a consciência com o corpo e a comida.

- **Desconecte-se de telas e celulares:** remover as distrações te ajuda a se sintonizar com os sinais de fome e de saciedade.

- **Envolva os seus sentidos intencionalmente:** perceba as cores, a textura, os cheiros e os sabores da sua comida.

- **Crie rituais agradáveis:** acender uma vela, tocar uma música suave ou pôr a mesa com capricho pode transformar as refeições em momentos nutritivos em vários âmbitos.

Ao construir um espaço calmo e convidativo para comer, e desacelerar o seu ritmo, você cria um ambiente que sustenta o fortalecimento das suas práticas de comer com atenção plena. Essa atmosfera consciente ajuda a equilibrar o seu apetite, reduzir os desejos por comida impulsivos e aprofundar a felicidade e a satisfação encontradas em cada refeição.

Modelos Flexíveis de Refeições para o Equilíbrio Hormonal

Comer com intenção durante a perimenopausa significa combinar alimentos nutritivos de formas que equilibrem os hormônios, reduzam a inflamação e sustentem o seu bem-estar emocional. Modelos flexíveis de refeições tornam o planejamento das refeições fácil e divertido, te permitindo misturar e combinar ingredientes conforme o seu paladar, as suas vontades e o seu estilo de vida. Esses modelos focam em combinações simples e satisfatórias pensadas para responder às suas necessidades em transformação.

O Prato do Equilíbrio Hormonal

Esta estrutura clássica de refeição se centra em proteína estável, vegetais ricos em fibra e gorduras saudáveis para estabilizar sua energia, sustentar a sua produção hormonal e te manter satisfeita.

- **Proteínas:** carnes magras, peixes, leguminosas, ovos ou tofu.
- **Vegetais:** uma variedade de vegetais coloridos e ricos em fibras como folhas verdes, vegetais crucíferos e pimentões.
- **Gorduras saudáveis:** azeite de oliva, abacate, castanhas ou sementes.
- **Carboidrato:** porção de grãos integrais ou tubérculos ricos em amido para energia sustentada.

Comer com Felicidade: Redescobrindo o Prazer, o Conforto e a Conexão

A comida deve ser uma fonte de prazer, conforto, conexão e tradição. Durante a perimenopausa, quando o seu corpo e as suas emoções estão se transformando, redescobrir a felicidade no comer pode nutrir o seu corpo e o seu espírito.

É importante apreciar o que você come para ter uma relação saudável com a comida. Quando você envolve os seus sentidos e saboreia sabores, texturas e aromas, convida o relaxamento e a satisfação. Esse prazer consciente te ajuda a regular o seu apetite, reduzir os seus desejos por comida e baixar os seus hormônios do estresse, como o cortisol, que de outra forma podem perturbar o seu metabolismo e o seu humor.

Formas de trazer a felicidade de volta para a sua experiência de comer podem incluir:

- **Envolva os seus sentidos plenamente:** perceba as cores vibrantes no seu prato, o aroma dos temperos, a crocância ou a cremosidade em cada mordida.

- **Coma sem distrações:** desligue as telas ou deixe os aparelhos de lado para focar de verdade na sua refeição.

- **Saboreie devagar:** dê mordidas menores, mastigue bem e pause entre as mordidas para perceber a saciedade e o sabor.

- **Celebre as tradições alimentares:** prepare receitas de família ou pratos sazonais que te conectam com a sua memória afetiva e tragam conforto.

- **Cozinhe com intenção:** veja o preparo das refeições como um cuidado consigo mesma, experimentando ingredientes e receitas que te deixem entusiasmada.

- **Compartilhe refeições:** comer com amigos ou com a família alimenta a conexão e a felicidade para além da própria comida.

Encontrar prazer, conforto e conexão no que você come sustenta o seu corpo e a sua resiliência emocional durante a perimenopausa. Esses ritmos positivos de comer te ajudam a se sentir centrada, nutrida e equilibrada, dia após dia.

Mini Construção de Hábitos e Reflexão

Conforme você explora o comer flexível ao longo deste capítulo, tire um momento para refletir sobre como o seu corpo quer se alimentar neste momento.

Que nova compreensão ganhei sobre os meus ritmos de energia, os meus desejos por comida ou o meu prazer com a comida?

____

____

____

____

____

____

____

Que pequenas mudanças posso fazer nesta semana para comer com mais atenção plena ou felicidade?

____

____

____

____

____

____

____

Como posso mostrar gentileza comigo mesma se as coisas não saírem perfeitas?

____

____

____

____

____

____

Lembre-se: a observação gentil e os pequenos aprimoramentos consistentes constroem hábitos duradouros enraizados na autoconfiança e no prazer, não na pressão.

Refeição de Exploração Sensorial

Escolha uma refeição ou lanche nesta semana para um experimento de exploração sensorial. O objetivo é desacelerar e se conectar plenamente com os alimentos para aumentar a percepção e a satisfação.

- Encontre um espaço silencioso e confortável, sem distrações.
- Antes de começar, faça algumas respirações profundas para se centrar.

Conforme você come, foque em cada sentido:

- **Visão:** perceba as cores, as formas e a apresentação.
- **Olfato:** inspire profundamente e sinta os aromas.
- **Tato:** sinta as texturas entre os dedos ou na boca e língua.

- **Sabor:** dê pequenas mordidas, aprecie todas as nuances de sabor.
- **Som:** perceba qualquer crocância ou ruído sutil enquanto mastiga.

Quando terminar, reflita sobre a sua experiência:

Com qual sentido me conectei mais plenamente?

____

____

____

Como desacelerar afetou os meus sinais de fome ou de saciedade?

____

____

____

Percebi sabores que normalmente passam despercebidos quando como rapidamente?

____

____

____

Check-in dos Desejos por Comida e Plano de Resposta

Use este exercício para trazer curiosidade e gentileza ao seu próximo desejo por comida, em vez de reagir automaticamente. Quando um desejo por comida surgir, pause e pergunte:

O que estou sentindo neste momento, emocional e fisicamente?

Será que estou desejando um sabor, uma textura ou um tipo de conforto específico?

Como eu avalio a minha fome em uma escala de 1 (sem fome) a 10 (muita fome)?

Identifique uma opção nutritiva ou uma atividade reconfortante que não envolva comida e que possa atender o desejo ou a necessidade por trás dele. Exemplos podem incluir chá, uma caminhada rápida, algumas castanhas ou respirar profundamente.

____

____

____

____

Como meu corpo e minha mente se sentiram depois de agir de acordo com essa opção?

____

____

____

____

Depois de terminar, reflita sobre o que você descobriu sobre si mesma e sobre seu desejo por comida:

O que foi mais fácil ou mais difícil em responder intencionalmente?

____

____

____

____

____

____

Como essa prática afetou meu desejo por comida ou meu humor?

Que novas estratégias ou recursos eu poderia adicionar ao meu conjunto de ferramentas?

Considerações Finais

A perimenopausa é uma jornada única que te convida a escutar mais atentamente o seu corpo, a se adaptar com compaixão e a redescobrir a felicidade no ato cotidiano de comer. Este capítulo te guiou além do "o que" da nutrição, até o coração do "como" se nutrir com intenção, flexibilidade e prazer.

Lembre-se: não existe um plano alimentar perfeito que se adapte a todos os dias ou a todos os corpos. As suas necessidades e os seus ritmos em transformação merecem gentileza e atenção, não julgamento nem culpa. Ao se sintonizar com a sua energia, decodificar seus desejos por comida, criar ambientes tranquilos e abraçar o prazer e a conexão com a comida, você constrói uma relação resiliente e feliz com a nutrição.

Fim da Semana 6, Mapa do Progresso e Check-in do Estilo de Vida

Este guia foi desenvolvido para te ajudar a refletir profundamente sobre sua jornada pela perimenopausa, acompanhar seu progresso e criar planos personalizados para reconstruir sua saúde e bem-estar. Use estes exercícios para integrar as percepções das últimas semanas, celebrar as suas conquistas, reconhecer os desafios e ajustar seus hábitos para sustentar as necessidades únicas do seu corpo.

Check-in com o Corpo: Reflexão e Definição de Prioridades

Tire um momento para refletir sobre o seu estado atual de saúde e equilíbrio nessas áreas centrais:

Saúde digestiva e microbioma intestinal: Como estou me sentindo em relação à minha digestão e ao bem-estar do meu intestino neste momento?

____

____

____

____

Força óssea e saúde das articulações: Quão fortes e resistentes os meus ossos e as minhas articulações me parecem?

____

____

____

Vitalidade e hidratação da pele: O que a minha pele está me dizendo sobre hidratação e vitalidade?

____

____

____

____

Libido e bem-estar sexual: Quão conectada me sinto com a minha saúde sexual e o meu prazer nesse momento?

____

____

____

____

Para cada área, escreva um número de 1 (precisa de atenção) a 10 (forte e equilibrada). Em seguida, responda:

Quais uma ou duas áreas sinto que estou pronta para priorizar nas próximas semanas?

____

____

Por que essas áreas parecem importantes para focar agora?

____

____

____

____

Que pequenos passos viáveis poderia dar para sustentar essas prioridades?

Plano de Ação para o Empoderamento e Apoio Médico

Reflita sobre sua atual rede de cuidados de saúde e apoio:

Quem são os meus profissionais de saúde e as pessoas que me apoiam? Isso pode incluir médicos, especialistas, psicólogos, nutricionistas, amigos ou familiares.

Quão bem essas pessoas me escutam, respeitam os meus objetivos e apoiam a minha jornada de saúde?

Existem lacunas ou novos recursos que eu gostaria de explorar ou incluir?

Em seguida, defina suas intenções:

Qual é uma ação concreta que vou tomar para fortalecer ou ampliar a minha rede de apoio?

____

____

____

____

Que pergunta ou tópico importante devo abordar na minha próxima consulta médica?

____

____

____

____

____

Plano Personalizado de Nutrição e Energia

Escolha duas ou três estratégias ou modelos de refeições que você aprendeu recentemente para se concentrar nesta semana.

A cada dia desta semana, anote:

O que eu comi?

____

____

____

Como eu me sentia física e emocionalmente antes de comer?

Quão satisfeita e com energia me senti depois da refeição?

Tive algum desejo por comida ou alguma oscilação de energia em seguida?

Ao final da semana, reflita sobre:

Quais estratégias me trouxeram mais sustentação e nutrição?

Percebi alguma mudança no humor, nos desejos por comida ou na energia?

Que ajustes poderiam me ajudar na próxima semana?

Mapeando os Desejos por Comida e o Humor: Decodificando as Mensagens do seu Corpo

Por três a cinco dias, perceba os seus desejos por comida com atenção plena e registre no diário:

Quando o desejo por comida apareceu? Anote o horário, o local e a situação.

Que tipo de desejo por comida foi? Isso pode incluir salgado, doce e crocante.

Quão intenso foi em uma escala de 1 a 10?

Que emoção ou estado emocional estava presente?

O que eu acho que meu corpo estava pedindo?

Como reagi ao desejo?

Qual foi o resultado? Como me senti depois?

Em seguida, considere:

Que padrões ou percepções surgiram sobre meus desejos por comida?

Que respostas ajudaram a satisfazer ou reduzir os desejos por comida de forma eficaz?

____

____

____

____

____

Que novas ideias ou práticas eu gostaria de experimentar?

____

____

____

____

____

____

____

Comer com Prazer e Momentos de Atenção Plena: Criando Rituais Pessoais

Pense em três rituais ou hábitos de atenção plena para aumentar o prazer e a presença durante as refeições. Podem ser simples e personalizados, como acender uma vela, fazer respirações conscientes antes de comer ou desfrutar de uma refeição ao ar livre.

Para cada ritual, escreva:

Qual é o ritual?

____

____

____

____

____

____

Quando e como vou praticar isso?

____

____

____

____

____

Experimente incorporar ao menos um ritual diário por semana. Depois disso, reflita:

Como isso mudou minha experiência com a comida?

____

____

____

____

____

Que diferenças percebi no meu humor, na minha satisfação ou nos meus desejos por comida?

____

____

____

____

____

Qual ritual me pareceu o mais nutritivo para o meu corpo e a minha mente?

____

____

____

____

____

Reflita sobre a sua jornada

Tire um momento para resumir a sua jornada até aqui:

Quais foram os aprendizados mais importantes que tive?

____

____

____

____

Que intenções ou compromissos vão guiar os meus próximos passos?

____

____

____

____

____

Qual seria minha afirmação positiva ou frase de incentivo preferida para apoiar a minha jornada contínua de bem-estar?

____

____

____

____

____

____

____

Este caderno de exercícios marca um passo significativo na sua jornada de reconstruir a saúde com intenção e compaixão. Lembre-se: o progresso é uma série de pequenas ações conscientes, não a perfeição. Use as suas percepções e metas aqui como uma base flexível para apoiar suas necessidades em transformação ao longo da perimenopausa e além. Quando os desafios surgirem, volte à autocompaixão e à curiosidade. Continue ouvindo seu corpo e ajustando com gentileza enquanto segue em frente.

Parte IV:

Renascer e Crescer

(Semanas 7 a 8)

Capítulo 10:

Movimento que Respeita o seu Corpo: Força, Vitalidade e Recuperação para Hábitos Duradouros

Durante a perimenopausa, o movimento não tem a ver com exercícios intensos, mas sim com sintonizar-se com as necessidades em constante mudança do seu corpo. É uma oportunidade para descobrir movimentos que te trazem conexão, fortalecem sua resistência e aumentam sua vitalidade ao longo do tempo. Os capítulos anteriores estabeleceram as bases com práticas essenciais como treino de força, caminhada e mobilidade suave. Neste capítulo, exploraremos como ouvir os sinais do seu corpo, otimizar a recuperação e criar uma rotina de movimento feliz e sustentável que te apoie ao longo dessa fase de transformação.

Em alguns dias, você acorda se sentindo com energia e pronta para encarar uma caminhada acelerada ou uma sessão de treino de força. Em outros, o seu corpo pode parecer lento, ou as suas articulações um pouco doloridas, e só a ideia de se exercitar pode parecer exaustiva ou até estressante. Talvez você perceba que, nos dias em que o seu humor cai ou o seu sono está prejudicado, a sua motivação para se mover também despenca. Esses altos e baixos são normais durante a perimenopausa. A chave é aprender a escutar esses sinais e ajustar o seu movimento, para que ele sustente o seu bem-estar em vez de adicionar estresse.

O movimento não deve ser visto como uma corrida ou uma competição, mas sim como uma forma de cuidar de si, honrar o seu corpo, construir energia e resiliência. Você não precisa passar horas na academia ou ignorar a dor para colher os benefícios. Às vezes, o melhor movimento é aquele que parece suave, lúdico ou calmante. Vamos explorar como você pode se movimentar por esta fase da vida com gentileza e força. Experimente as diferentes técnicas que discutimos aqui para descobrir o que funciona para você e desenvolver seu próprio plano de movimento.

Treinar de acordo com a sua Realidade Hormonal: Movimento Adaptativo para a Energia em Flutuação

Durante a perimenopausa, as oscilações hormonais podem influenciar a sua energia, o seu humor e como o seu corpo se sente no dia a dia. Isso significa que as suas necessidades de movimento também vão mudar. Veja como você pode adaptar os seus treinos para se manter consistente, evitar a sobrecarga e reduzir o risco de lesões.

Como os Hormônios Afetam o seu Movimento

As mudanças hormonais durante a perimenopausa podem afetar significativamente como o seu corpo se move e se sente. Estar atenta a essas oscilações te ajuda a fazer escolhas mais inteligentes sobre seus treinos:

- **Força muscular e coordenação:** O estrogênio contribui para a força muscular e o controle neuromuscular. Quando os seus níveis hormonais caem ou flutuam, os movimentos podem parecer menos fluidos e o risco de distensões ou lesões pode aumentar. Concentre-se na execução correta dos exercícios, na progressão gradual e no movimento consciente.

- **Saúde das articulações e flexibilidade:** O estrogênio também influencia a lubrificação das articulações e o seu tecido conjuntivo. Você pode notar rigidez que limita a sua amplitude de movimento ou períodos em que as articulações parecem frouxas ou instáveis, o que pode aumentar o risco de lesão. Preste atenção em como as suas articulações estão e adapte os treinos de acordo. Faça exercícios leves de mobilidade quando sentir rigidez e exercícios de estabilidade quando suas articulações estiverem frouxas.

- **Humor, motivação e foco:** As oscilações hormonais afetam neurotransmissores como a serotonina e a dopamina, que regulam o humor e a clareza mental. Você pode sentir fadiga, irritabilidade ou dificuldade de concentração, o que pode tornar mais difícil manter a motivação ou se concentrar durante o exercício. Pratique a autocompaixão e ajuste os seus planos de treino para sustentar a sua energia em vez de insistir a qualquer custo.

Ao entender como os hormônios afetam tanto o seu corpo quanto a sua mente, você pode se mover com mais sabedoria, fortalecendo seus músculos, reduzindo o risco de lesão e tornando o exercício uma parte prazerosa e benéfica da sua jornada na perimenopausa.

Usando o Sistema do Semáforo

Para decidir que tipo de movimento parece certo a cada dia, experimente este sistema simples de três sinais baseado em como o seu corpo e a sua mente se sentem:

- **Dias de sinal verde:** Você se sente com energia e pronta. Escolha treino de força, exercício de intensidade moderada a alta ou caminhadas mais longas.

- **Dias de sinal amarelo:** A sua energia está moderada e os seus sintomas são leves. Opte por movimento suave, como trabalho de mobilidade, força leve, caminhadas lentas ou yoga restaurativa.

- **Dias de sinal vermelho:** A sua energia está baixa, os seus sintomas são fortes e você sente dores. Foque no descanso ou em movimentos bem suaves, como alongamento profundo ou trabalho com a respiração.

Esse sistema te ajuda a honrar as suas necessidades em transformação e a evitar forçar demais quando o seu corpo está sinalizando que é hora de desacelerar. Antes de se exercitar, faça um *check-in* consigo mesma e pergunte coisas como:

- Como está a minha energia agora?
- Como estão as minhas articulações e os meus músculos?
- Qual é o meu estado emocional atual?

Com base nas suas respostas:

1. Use o sistema dos sinais vermelho, amarelo e verde para guiar a intensidade do seu movimento.
2. Modifique o seu treino: esforço pleno em dias verdes, esforço reduzido ou atividades mais suaves em dias amarelos, e descanso ou movimento bem leve em dias vermelhos.
3. Preste atenção aos seus movimentos para identificar sinais de que é hora de pausar ou ajustar, como dor nas articulações ou tontura.
4. Mantenha os planos semanais flexíveis para acomodar variações na energia e nas necessidades de recuperação.

Essa abordagem passo a passo te ajuda a se manter ativa sem causar esgotamento ou lesão.

Roteiros de Movimento para Sintomas Específicos

Alguns sintomas pedem tipos específicos de movimento. Aqui estão abordagens sugeridas que você pode experimentar quando certos sintomas estão fortes:

- **Picos de ansiedade:** Use movimentos de *grounding*, de força lenta ou yoga combinados com exercícios de respiração profunda.

- **Raiva ou irritabilidade:** Experimente movimentos expressivos e livres como dançar ou se sacudir, para liberar a tensão de forma segura.
- **Névoa mental:** Engaje-se em movimentos repetitivos e focados, como caminhar ou exercícios de força leve.
- **Humor deprimido:** Movimente-se ao ar livre com atividades como caminhar na natureza combinadas com exercícios de respiração.
- **Dores de cabeça:** Opte por alongamentos suaves de pescoço e ombros com foco na respiração. Evite treinos extenuantes.
- **Ondas de calor:** Escolha movimentos lentos e refrescantes, como yoga restaurativa e alongamento suave em um ambiente fresco.

Ajustar o seu movimento considerando os seus hormônios e sintomas não precisa ser complicado. Ao escutar e responder com flexibilidade, você constrói uma rotina que sustenta a sua saúde, respeita o seu corpo e te mantém em movimento de uma forma que lhe faça bem.

Construindo Resiliência através dos Ciclos de Descanso

A recuperação vai muito além de simplesmente tirar um dia de folga ou dormir bem. Durante a perimenopausa, as necessidades de repouso e reparação do seu corpo mudam, e compreender esses princípios de recuperação mais profundos pode fazer uma grande diferença na forma como seu corpo responde ao movimento e ao estresse.

Por que a Recuperação Importa Mais Agora

Conforme os seus hormônios oscilam, os seus músculos, articulações e sistema nervoso podem demorar mais para se recuperar após o exercício ou o estresse. Reconhecer isso te ajuda a evitar o excesso de treino e o esgotamento, que podem prejudicar o seu progresso e afetar o seu bem-estar. Aqui estão alguns fatores a considerar:

- O corpo na perimenopausa frequentemente exige janelas de recuperação mais longas do que antes.
- O cortisol, o hormônio do estresse, pode interferir na recuperação muscular e no desempenho se estiver elevado.
- Aprender a distinguir a fadiga produtiva (aquela que sinaliza crescimento) da fadiga do estresse (que prejudica o progresso) é fundamental.

Entender esses fatores te dá o poder de priorizar a recuperação com sabedoria.

Recuperação Ativa e Estímulos da Microcirculação

Descansar nem sempre significa imobilidade completa. A recuperação ativa pode envolver um movimento suave que estimule o fluxo sanguíneo e sustente a cura do seu corpo. Aqui estão alguns exemplos:

- Faça banhos de contraste alternando água morna e fria para estimular a circulação.
- Experimente técnicas de liberação miofascial suaves, como o uso de rolos de espuma (foam roller), para reduzir a tensão muscular.
- Incorpore exercícios de mobilidade lentos e fluidos que proporcionem uma sensação relaxante e diminuam a rigidez.

Essas práticas sustentam uma circulação melhor e uma recuperação mais rápida.

A regra das 48 horas versus a regra das 72 horas

Nem todos os dias de recuperação são iguais. Dependendo do seu estado hormonal e de como você se sente, pode ser preciso ajustar quanto descanso você tira entre os treinos:

- Na maioria dos dias, uma recuperação de 48 horas entre as sessões de força pode ser suficiente.

- Durante baixas hormonais ou períodos de maior estresse, estender a recuperação para 72 horas pode ser mais benéfico.

Ouvir o seu corpo e ajustar os períodos de descanso ajuda a manter o progresso sem correr o risco de lesões ou exaustão.

A Recuperação é Essencial para os Ganhos de Força

A recuperação deve ser vista como uma parte vital da sua rotina de treino, não como um tempo ocioso opcional. Sem descanso adequado, os seus músculos não conseguem se reconstruir com força, e o seu sistema nervoso não consegue se recompor plenamente.

Priorize o sono, a nutrição, a hidratação e estratégias eficazes de recuperação como fundamentos para construir força, vitalidade e resiliência durante a perimenopausa. Aprender a se recuperar bem garante que o seu movimento sustente a sua saúde a longo prazo.

Movimentos que Respeitem as Articulações para Corpos Sensíveis aos Hormônios

A saúde das articulações e do tecido conjuntivo se torna cada vez mais importante durante a perimenopausa. Conforme os seus níveis de estrogênio caem, as suas articulações e tendões podem parecer menos estáveis ou mais propensos ao desconforto. Vamos ver como você pode proteger e fortalecer essas áreas através de um movimento direcionado.

Por que a Saúde das Articulações Muda Durante a Perimenopausa

O estrogênio ajuda a manter as suas articulações, tendões e fáscia flexíveis e resistentes. Quando os níveis caem, você pode perceber:

- aumento da frouxidão ou instabilidade articular, que pode elevar o risco de lesão
- rigidez ou desconforto em áreas comuns como joelhos, quadris, ombros ou região lombar
- recuperação mais lenta após o movimento devido às mudanças no tecido conjuntivo

Ter consciência dessas mudanças te ajuda a ajustar seus exercícios de aquecimento e fortalecimento para sustentar a saúde das articulações.

Aquecimentos Adaptados às Mudanças Hormonais

Um aquecimento cuidadoso é essencial para preparar as suas articulações e músculos para qualquer tipo de exercício. Foque em movimentos suaves e que não sobrecarreguem as articulações, aumentando o fluxo sanguíneo e a mobilidade sem causar esforço, como:

- Realize movimentos lentos e controlados focados em quadris, ombros, coluna e joelhos.
- Inclua alongamentos dinâmicos como balanços de perna, mobilidade de ombros e rotações da coluna.
- Mantenha o aquecimento curto mas consistente. Cerca de três minutos já são suficientes para preparar o seu corpo.

Priorizar esse aquecimento reduz o risco de lesão e promove um movimento mais fluido.

Pré-habilitação Suave: Fortalecendo Áreas Centrais

Fortalecer as articulações mais vulneráveis vai ajudar a protegê-las de lesões e sustentar a sua função no dia a dia. Foque em exercícios que trabalhem:

- **Joelhos:** agachamentos na cadeira, agachamentos isométricos na parede e mini agachamentos para fortalecer o quadríceps e sustentar a articulação

- **Quadris:** elevação de quadril (glute bridges), elevações laterais de perna deitada e marcha de quadril para estabilizar a pelve

- **Ombros:** flexões na parede, retração escapular e remadas com faixa elástica para melhorar a estabilidade dos ombros

- **Costas:** exercícios como "bird-dog", prancha e "dead bug" para fortalecer o abdômen e o suporte da coluna

Esses movimentos devem ser feitos com postura controlada, com pouco peso ou resistência, e podem ser incorporados à sua rotina duas a três vezes por semana.

Para obter os melhores resultados, e para garantir que esses exercícios sejam realizados de forma segura e eficaz para as suas necessidades individuais, considere trabalhar com um educador físico certificado que possa orientar e personalizar o seu programa.

Movimento que Libera a Fáscia

A sua fáscia, o tecido conjuntivo que envolve músculos e órgãos, pode ficar tensa ou com movimentos restritos devido a alterações hormonais. Técnicas suaves de liberação da fáscia ajudam a restaurar a sua mobilidade e a reduzir qualquer tensão que você possa estar sentindo, por exemplo:

- Alongamentos lentos e dinâmicos combinados com respiração profunda promovem a flexibilidade da fáscia.

- Saltinhos ou movimentos rítmicos suaves trabalham o alongamento da fáscia sem esforço.

- Aplicar suavemente o rolo de espuma nos principais grupos musculares auxilia a circulação e a saúde da fáscia.

Cuidar das articulações com movimentos que respeitem a sensibilidade gerada pelos hormônios prepara o corpo tanto para o exercício quanto para as atividades cotidianas. Essas estratégias podem te ajudar a se manter ativa por mais tempo e a se sentir mais confortável no seu corpo.

Construindo uma Rotina de Movimento Inteligente para o Sistema Nervoso

O movimento envolve muito mais do que os seus músculos e articulações. Ele também afeta profundamente o seu sistema nervoso. Entender como o seu corpo reage emocional e fisicamente ao movimento pode te ajudar a criar rotinas que acalmem, energizem ou equilibrem o seu sistema.

Descobrindo o seu Tipo de Sistema Nervoso para o Movimento

O sistema nervoso de cada pessoa responde de forma diferente ao estresse do movimento. Identificar o seu tipo de sistema nervoso pode te guiar para os movimentos que melhor sustentam o seu bem-estar emocional e físico. Aqui estão três tipos comuns:

- A **aceleradora** tende a ter alta ansiedade e se beneficia mais de movimentos calmantes e de *grounding*.

- A **desacelerada** frequentemente experimenta baixa energia e melhora com movimento estimulante e rítmico.

- A **oscilante** tem energia inconstante e se dá bem com um equilíbrio entre estrutura e flexibilidade nos hábitos de movimento.

Reconhecer o seu tipo de funcionamento te ajuda a selecionar o movimento que atende melhor às necessidades do seu sistema nervoso.

Utilizando o Movimento para Regular as Emoções

O movimento é uma ferramenta poderosa para a autorregulação emocional. Você pode aproveitar diferentes tipos de movimento para necessidades emocionais específicas:

- **Movimentos de *grounding*:** Levantar pesos, fazer exercícios lentos e com carga e manter posturas firmes ajudam a acalmar a ansiedade e a te trazer para o momento presente.
- **Movimentos estimulantes:** Explosões de cardio rítmico, caminhadas em ritmo acelerado ou dança energizam o corpo e melhoram o humor de quem está se sentindo lenta.
- **Movimentos de liberação emocional:** Sacudir o corpo, dançar livremente e relaxar a fáscia promovem a liberação de emoções e tensões armazenadas no corpo.

Ao experimentar esses movimentos, você descobre o que lhe proporciona maior conexão e bem-estar em diferentes estados emocionais.

Identidade em Movimento: Tornar-se Alguém que se Move Porque se Sente Bem

Criar hábitos duradouros de movimento tem a ver com desenvolver uma identidade que acolhe o movimento como uma parte natural e prazerosa de quem você é. Essa mudança de mentalidade faz com que o movimento pareça menos uma obrigação e mais uma forma de honrar e cuidar de si mesma.

Da Motivação à Identidade

A motivação é imprevisível e pode oscilar diariamente em função do seu humor, dos seus níveis de energia ou de outras circunstâncias externas. Essa imprevisibilidade pode tornar difícil depender apenas da motivação para manter uma rotina de movimento durante a perimenopausa, quando as suas oscilações hormonais já afetam o seu impulso e o seu foco.

Em vez de depender apenas da motivação, desenvolver uma identidade relacionada ao movimento proporciona uma base mais estável e duradoura. Isso significa deslocar a percepção que você tem de si mesma, saindo de "eu tenho que treinar" para uma mentalidade mais empoderadora como "eu sou alguém que se move regularmente porque isso nutre o meu corpo e a minha mente". Quando o movimento se torna parte da sua identidade, ele se integra ao seu estilo de vida naturalmente, em vez de parecer uma obrigação.

Essa conexão mais profunda com quem você é sustenta a consistência, especialmente nos momentos em que você não se sente motivada. Ela te encoraja a priorizar o movimento como uma expressão de autocuidado e de pertencimento a uma versão mais saudável e vibrante de você mesma.

Reescrevendo a sua História com o Movimento

Você pode ter crenças antigas, como "eu não sou do esporte" ou "exercício é difícil demais para mim". Mudar essas narrativas te ajuda a construir confiança e abertura para novas formas de movimento. Experimente reinterpretar o seu diálogo interno:

- "Estou aprendendo a me movimentar de maneiras que combinam com o meu corpo e com a minha vida."
- "O movimento é uma forma de me conectar com meu corpo e celebrar minha força."
- "Eu escolho movimentos que me fazem bem e contribuem para o meu bem-estar."

Ancorando o Movimento aos seus Valores

Para se manter em movimento de forma consistente durante a perimenopausa, ajuda conectar o seu exercício ao que realmente importa para você. Quando os seus treinos refletem os seus valores, eles se tornam motivadores e significativos, em vez de apenas mais uma coisa na sua lista de tarefas.

Comece pensando no que é mais importante na sua vida. Talvez seja se manter saudável e cheia de energia, ter força e foco para aproveitar o tempo com a família e os amigos, manter a sua mente clara e o seu humor equilibrado, ou simplesmente cuidar de si mesma e do seu corpo. Seja o que for, deixar essas prioridades guiarem o seu movimento te dá uma razão forte para continuar.

Por exemplo:

- Se passar tempo de qualidade com as pessoas que você ama é o mais importante, veja seus treinos como uma forma de se manter forte e presente para elas.

- Se a clareza mental é uma prioridade, considere exercícios leves ou movimentos conscientes como uma forma de clarear a mente e aliviar o estresse.

- Se o seu foco é o autocuidado, cada movimento intencional é um ato de gentileza e gratidão pelo seu corpo.

Essa abordagem te ajuda a escolher os tipos de exercícios que são adequados para você e mantém a motivação mesmo quando a energia ou o interesse diminuem. Ao tornar o seu movimento pessoal e significativo, ele passa a ser uma forma de honrar a si mesma e aquilo que te importa.

Construir esse tipo de hábito de movimento enraizado no prazer, na gentileza e no propósito torna mais fácil manter o hábito a longo prazo.

Menu de Movimento Feliz: Encontre as suas Zonas de Prazer

Quando você se move de uma forma prazerosa, você acessa uma experiência que te traz felicidade, conexão e satisfação. Explorar que tipos de movimento você gosta pode mudar como você pensa sobre ser ativa e te ajudar a construir uma rotina pela qual você espera com vontade.

Descobrindo o que Você Gosta

Diferentes tipos de movimento trazem diferentes tipos de prazer. Tire um tempo para perceber que sensações e ambientes te fazem se sentir bem. Aqui estão alguns pontos de partida:

- alongamento para liberação suave e para alongar o corpo
- treino de força para se sentir forte e capaz
- movimento rítmico como dança ou caminhada com música
- movimento na natureza para se conectar com a paisagem e respirar ar fresco
- experimentar novidades ou novas atividades para acender a curiosidade
- aproveitar a solidão ou o movimento silencioso para se sintonizar consigo mesma

Os Cinco Tipos de Felicidade no Movimento

Entender os diferentes tipos de felicidade pode te ajudar a encontrar o que melhor combina com você:

- **Fluxo:** se perder em movimentos fluidos e sem esforço
- **Conexão:** se sentir mais conectada com o seu corpo, à sua respiração ou aos outros
- **Conquista:** alcançar um objetivo ou dominar uma habilidade
- **Brincadeira:** se divertir e ser espontânea

- *Grounding*: sentir-se estável, segura e presente

Perceba quais tipos de felicidade no movimento ressoam mais e fazem com que o movimento pareça gratificante.

Testando e Ajustando o seu Movimento

Experimente novas atividades em um ritmo tranquilo para ver o que lhe parece certo. Lembre-se destas dicas:

- Comece devagar e preste muita atenção às reações do seu corpo.
- Seja curiosa sobre o que você gosta ou não gosta, segura o julgamento.
- Crie sua "lista de felicidade" personalizada com seus movimentos e experiências favoritas.
- Quando o tédio, a dor ou o estresse aparecerem, mude para algo diferente ou mais suave.

Ao focar no prazer e ter flexibilidade, você cria uma prática de movimento que sustenta a sua saúde e a sua felicidade mesmo nos dias mais desafiadores. O seu menu de felicidade é um repertório ao qual você pode voltar sempre que o movimento parecer um desafio.

Plano Diário de Energia e Movimento

Use esta atividade diariamente por uma semana para se sintonizar com a energia do seu corpo e decidir como se movimentar usando o sistema do semáforo.

Passo 1: *Check-in* matinal:

- Como está o meu nível de energia agora?

  ▢ baixo ▢ moderado ▢ alto

- Como estão as minhas articulações e meus músculos?

  ▢ doloridos ▢ rígidos ▢ comfortéveis ▢ soltos

- Que sintomas estou percebendo?

  ▢ ansiedade ▢ névoa mental ▢ dores de cabeça ▢ ondas de calor ▢ nenhum

- Em que estado emocional estou?

  ▢ baixo astral ▢ neutro ▢ positivo

Passo 2: Decisão de movimento:

Com base no seu *check-in*, marque o seu plano de movimento para hoje:

▢ **Sinal vermelho:** descanso ou recuperação suave (trabalho com a respiração, alongamento ou yoga restaurativa)

▢ **Sinal amarelo:** movimento leve (mobilidade, caminhadas ou força leve)

▢ **Sinal verde:** treino regular ou intensificado (treino de força, caminhada acelerada ou cardio)

Passo 3: Reflexão noturna

Que movimento eu fiz hoje?

____

____

____

____

Como me senti física e emocionalmente?

A minha energia ou o meu humor mudou depois de me mover?

Que ajustes eu faria amanhã?

Use esta prática diária para construir uma relação de confiança com os sinais do seu corpo. Com o tempo, você vai se sentir mais confiante para escolher o movimento que de fato sustenta a sua energia e o seu humor a cada dia.

Identifique o seu Tipo de Sistema Nervoso para o Movimento

Esta reflexão te ajuda a descobrir que padrão de sistema nervoso para o movimento melhor combina com você e quais são as formas de se sustentar através do movimento. Responda o seguinte:

Quando me sinto ansiosa ou estressada, geralmente…

____

____

____

____

____

Quando me sinto com pouca energia ou cansada, geralmente…

____

____

____

A minha energia e a minha motivação tendem a…

____

____

____

____

____

____

Sou uma aceleradora, uma desacelerada ou uma oscilante? Qual delas mais se parece comigo hoje?

____

____

____

____

Que movimentos de *grounding* me ajudam a me sentir mais calma?

____

____

____

____

Que movimentos estimulantes impulsionam a minha energia?

____

____

____

____

____

Como eu poderia incluir movimentos de liberação emocional na minha rotina?

____

____

____

____

____

____

Plano de ação:

Passos que vou dar para construir uma rotina de movimento inteligente para o sistema nervoso:

____

____

____

____

____

Tipos de movimento com os quais quero experimentar ou incluir regularmente:

____

____

____

____

____

Entender o seu tipo de sistema nervoso te dá o poder de selecionar os estilos de movimento que melhor te acalmam, energizam ou equilibram. Use essa compreensão para criar rotinas que nutram tanto o seu corpo quanto a sua mente.

Criando o seu Menu de Movimento Feliz

Explore que movimentos te trazem felicidade e planeje um menu de movimento para nutrir o seu corpo e o seu espírito.

Reflita sobre estas perguntas:

Quais movimentos eu gostei no passado?

____

____

____

____

____

Quando me senti mais "em sintonia" ou mais feliz movendo o meu corpo?

____

____

____

____

____

Que cenários ou ambientes me inspiram a me mover?

____

____

____

Como gosto de me sentir antes, durante e depois do movimento?

____

Monte o seu Menu de Movimento Feliz:

Liste ao menos cinco tipos ou estilos de movimento que te trazem prazer ou curiosidade. Exemplos podem incluir alongamento, dança, trilha, natação, yoga, caminhada com música ou jardinagem.

1.
2.
3.
4.

5.

Como vou experimentar ao menos dois tipos novos ou favoritos de movimento nesta semana?

Como vou perceber e respeitar minhas necessidades durante o movimento?

O que vou fazer se o movimento parecer estressante ou entediante?

O seu menu de movimento feliz é um repertório personalizado para manter a sua prática sempre renovada, divertida e gratificante. Volte a ele com frequência e deixe o prazer guiar as suas escolhas de movimento para uma motivação duradoura.

Considerações Finais

O movimento durante a perimenopausa é uma jornada de escuta, adaptação e gentileza com o seu corpo. Ao acolher a flexibilidade, a recuperação, a consciência do sistema nervoso e a felicidade no movimento, você cria hábitos que sustentam a sua força e a sua vitalidade ao longo do tempo.

Lembre-se de que o movimento deve parecer bom e sustentar todo o seu bem-estar, não adicionar estresse ou pressão. Confie em si mesma, seja paciente e aproveite o processo de se tornar alguém que se move com leveza e confiança.

Capítulo 11:

Desenhando a sua Vida para Esta Fase: Administração da Energia, Limites na Carreira e Propósito

A perimenopausa inevitavelmente te convida a repensar como você vive a sua vida: como você gasta a sua energia, o que prioriza e o que traz significado aos seus dias. Conforme o seu corpo e a sua mente se transformam, o seu estilo de vida também pode precisar se transformar, para que você se sinta segura, equilibrada e com energia.

Este capítulo vai te ajudar a perceber os seus padrões naturais de energia e a planejar o seu dia em torno deles. Você vai aprender a estabelecer limites que protegem o seu tempo e a sua energia, tanto no trabalho quanto em casa. Você também vai ver como pequenos hábitos e escolhas inteligentes podem te ajudar a se manter produtiva sem se esgotar. Por fim, vamos explorar formas de se reconectar com o que realmente importa para você, para que possa construir uma vida plena e alinhada com esta fase.

Ao fazer escolhas intencionais em torno do seu trabalho, dos seus relacionamentos e do seu autocuidado, você pode criar uma vida que sustente a sua energia, a sua resiliência e a sua felicidade, agora e nos anos que virão.

Alinhando as suas Demandas aos seus Padrões de Energia

Uma das maiores questões durante a perimenopausa é aprender a trabalhar com a energia do seu corpo em vez de contra ela. A sua energia naturalmente sobe e desce ao longo do dia, e pode se transformar ainda mais ao longo do mês conforme os seus hormônios oscilam. Quando você percebe e respeita esses padrões, consegue planejar o seu dia de uma forma que seja mais leve, reduzindo a fadiga e te ajudando a ser mais produtiva sem se esgotar.

Acompanhando os seus Ritmos de Energia

Comece prestando atenção em como a sua energia muda ao longo do dia e da semana. Você pode perceber momentos claros em que se sente focada e alerta, e outros momentos em que se sente esgotada ou com a mente confusa. Mantenha um registro ou diário simples por alguns dias, anotando:

- Em que momento do dia sou mais produtiva ou tenho a mente mais clara?
- Existem momentos específicos em que me sinto mais cansada ou distraída?
- Como a minha energia muda ao longo dos diferentes momentos do meu ciclo menstrual ou ao longo do mês?

Essa percepção te ajuda a fazer escolhas mais inteligentes sobre quando encarar determinadas tarefas e quando descansar.

Combinando Tarefas: Alinhando Demandas aos Níveis de Energia

Uma vez que você conhece os seus padrões naturais de energia, pode alinhar as suas tarefas de acordo:

- **Períodos de alta energia:** Dedique-se a tarefas que exigem foco, criatividade ou tomada de decisões. Exemplos desses tipos de tarefa podem incluir escrever relatórios, liderar reuniões ou resolver problemas complexos.

- **Períodos de baixa energia:** Reserve tarefas rotineiras ou menos exigentes para esses momentos. Isso pode incluir responder e-mails, organizar o seu espaço ou cuidar de tarefas simples do dia a dia.

- **Quedas de energia:** Programe atividades restauradoras, como exercícios leves, meditação ou momentos de lazer, para recarregar as energias sem culpa.

Agendas rígidas podem ser frustrantes quando sua energia não está no auge. Mantenha-se flexível e deixe espaços de folga para descansar ou para reorganizar as tarefas conforme necessário.

Descanso e Recarga como Escolhas Estratégicas

O descanso é uma parte importante do seu conjunto de ferramentas de produtividade. Tratar o descanso como uma escolha estratégica te ajuda a administrar a energia de forma mais sustentável. Faça pausas regulares durante o trabalho, use técnicas de relaxamento ou tire um cochilo rápido, se possível. Essas pausas recarregam o seu corpo e a sua mente para que você possa retornar às tarefas se sentindo revigorada.

Ao alinhar suas demandas diárias com seus ritmos de energia, você trabalha de forma mais inteligente, não com mais esforço, respeitando as necessidades do seu corpo. Essa abordagem torna mais fácil se manter equilibrada e ter um desempenho consistente durante os altos e baixos da perimenopausa.

A História de Laura: Recuperando Energia e o Propósito

Laura (47) se sentia esgotada. Conciliar trabalho, família e responsabilidades domésticas a deixava exausta e frustrada. Ela percebeu que a sua energia não combinava com a sua agenda: pela manhã, se sentia lentificada, mas era justamente quando encarava as suas tarefas mais difíceis. Já à noite, tinha momentos de foco, mas pouco sobrava para o autocuidado ou para a família.

Laura começou a monitorar a sua energia e a perceber padrões. Ela deslocou o trabalho que exigia mais foco para coincidir com os seus picos naturais, delegou tarefas domésticas e disse não a compromissos extras que a esgotavam. Ela também identificou os seus valores centrais, equilíbrio, criatividade, conexão, e alinhou pequenos hábitos a eles: dez minutos de alongamento pela manhã para honrar o seu corpo, ligações semanais com amigas e blocos de trabalho focado quando a sua energia estava no auge.

Ao longo de alguns meses, esses ajustes simples reconstruíram seu senso de autonomia. Laura recuperou a estabilidade, se sentiu mais presente e percebeu que sua energia diária passou a sustentar o seu propósito. Ao estruturar sua vida em torno de seus ritmos e valores, ela saiu da sobrecarga para uma rotina sustentável e gratificante.

Estabelecendo Limites e Dizendo Não com Clareza

Estabelecer limites pode parecer difícil. Muitas de nós hesitamos em dizer "não" porque não queremos decepcionar os outros, gerar conflitos ou parecer egoístas. Mas, durante a perimenopausa, proteger a sua energia e o seu bem-estar é essencial para a sua saúde e para a sua felicidade.

Identificando os seus Limites: Construindo uma Base Clara

Antes de conseguir estabelecer limites, você precisa saber o que te esgota. Sintonize-se com o seu corpo e a sua mente e perceba os sinais que te dizem quando você está chegando ao seu limite. Pergunte a si mesma:

- O que eu não posso abandonar porque, se eu abandonar, vou me sentir esgotada?

- Quando começo a me sentir sobrecarregada, ressentida ou exausta?
- Que sinais o meu corpo ou a minha mente enviam antes que eu chegue ao meu limite?

Anote essas respostas. Quanto mais clareza você tiver sobre seus limites, mais fácil será protegê-los.

Comunicando Limites com Assertividade e Gentileza

Dizer não, não precisa ser rude e nem cheio de justificativas. Algumas estratégias podem facilitar:

- Use frases na primeira pessoa, por exemplo: "Eu preciso de tempo para me recarregar, então não vou estar disponível depois das 18h."
- Mantenha a fala simples e direta. Você não precisa se explicar em excesso.
- Pratique dizer "não". Experimente fazer um teste com uma amiga ou em frente ao espelho para se sentir mais confiante.

O seu bem-estar é razão suficiente. Lembre-se: você não deve a ninguém uma justificativa elaborada.

Estabelecendo Limites no Ambiente de Trabalho

O trabalho pode exigir demais. E-mails tarde da noite, reuniões intermináveis e multitarefa podem sugar a sua energia. Veja como se proteger:

- Estabeleça horários de trabalho claros e comunique-os aos colegas.
- Aprenda a negociar prazos que parecem irreais.

- Delegue tarefas quando puder para aliviar a sua carga.

- Administre a tecnologia desligando as notificações fora do horário de trabalho para proteger o seu tempo.

Defenda os seus interesses mantendo a postura profissional e a cooperação.

Estabelecendo Limites em Casa e nos Relacionamentos

As responsabilidades familiares e de cuidado podem tomar conta se você não tiver cuidado. Estabelecer limites garante que você possa dar o seu melhor sem se esgotar:

- Tenha conversas honestas sobre o que você pode e não pode assumir.

- Peça ajuda ou delegue tarefas a outras pessoas.

- Estabeleça regras em torno da comunicação, como "sem celulares no jantar" ou "silêncio depois das 21h".

- Seja consistente. A aplicação calma e firme das regras ensina o respeito a longo prazo.

Quando os Limites são Desafiados

Os limites vão ser testados, especialmente no começo. Você pode encontrar resistência, chantagem emocional ou até duvidar de si mesma. Tenha em mente:

- Dizer "não" protege a sua capacidade de estar plenamente presente onde mais importa.

- Mantenha-se firme e não se sinta pressionada a se justificar repetidamente.

- Perceba os seus sentimentos. Se um limite ultrapassado te deixa esgotada, reforce-o.
- A autocompaixão te ajuda a se manter calma e confiante sob pressão.

Estabelecer e manter limites claros é uma forma poderosa de respeitar a si mesma e à sua energia. Isso te dá o espaço para crescer durante a perimenopausa e além.

Estabelecendo Prioridades e Micro-hábitos para o Desempenho

Durante a perimenopausa, conciliar o trabalho, a casa e o autocuidado pode parecer uma tarefa árdua. A chave para manter a produtividade sem se esgotar é focar no que realmente importa e dividir as tarefas em passos viáveis.

Usando Frameworks de Priorização

Nem toda tarefa merece a sua energia. A priorização te ajuda a gastar tempo no que de fato faz a diferença:

- **Use um framework simples,** como a Matriz de Eisenhower (Team Asana, 2025):
    - urgente e importante
    - importante, mas não urgente
    - urgente, mas não importante
    - nem urgente nem importante

Foque nas duas primeiras categorias e considere delegar ou minimizar as demais. Isso mantém o seu trabalho alinhado aos seus valores e reduz a sobrecarga.

Dividindo Tarefas em Micro-hábitos

Projetos grandes ou metas diárias podem parecer assustadores. Os micro-hábitos os transformam em passos pequenos e fáceis que você pode fazer imediatamente.

- Exemplos podem incluir um minuto de alongamento, escrever uma única frase ou fazer três respirações profundas antes de começar.
- Essas pequenas ações constroem impulso sem adicionar estresse.
- Elas são fáceis de encaixar nas suas rotinas existentes, te ajudando a manter a consistência.

Agrupamento e Blocos de Tempo

Agrupar tarefas semelhantes mantém o seu cérebro focado e reduz a fadiga mental:

- Reserve blocos de tempo para atividades relacionadas, como e-mails, reuniões ou trabalho criativo, e cumpra-os.
- Alinhe esses blocos aos seus períodos de pico de energia para obter os melhores resultados.
- Quando a sua agenda é estruturada, você toma menos decisões diárias e libera espaço mental.

Essa abordagem mantém o seu fluxo de trabalho fluido e respeita os seus ritmos de energia.

Priorizando o Autocuidado como Inegociável

O autocuidado é um requisito para se manter afiada e com energia. Veja como fazer isso:

- Agende movimento, descanso, refeições nutritivas e um bom sono como compromissos.
- Trate-os com a mesma importância das tarefas de trabalho.
- Quando você prioriza o autocuidado, lida com as suas responsabilidades com mais leveza e reduz o risco de esgotamento.

Ao combinar uma priorização inteligente, pequenos passos consistentes e autocuidado regular, você pode se manter produtiva e com energia honrando as necessidades em transformação do seu corpo.

Sustentando o Significado e a Motivação Depois do Reset

Uma vez que você fez mudanças para sustentar a sua saúde e a sua energia durante a perimenopausa, o próximo passo é manter a sua motivação forte e os seus esforços significativos. Quando o que você faz diariamente se conecta com os seus valores mais profundos, os hábitos se mantêm com mais facilidade e a motivação vem naturalmente.

Esclarecendo os Valores Centrais

Tire um momento para refletir sobre o que mais importa para você neste momento. Os seus valores funcionam como uma bússola, guiando as suas escolhas e te ajudando a se manter focada quando a vida fica corrida ou desafiadora.

Veja como ganhar clareza:

- Escreva no diário a partir de perguntas como: "O que mais importa para mim?" ou "Pelo que eu quero me posicionar?"

- Faça uma lista dos seus valores mais importantes. Exemplos podem incluir saúde, família, independência, felicidade, autocompaixão, criatividade, equilíbrio ou longevidade.
- Classifique os que mais ressoam com você hoje.
- Veja como os seus hábitos atuais, como rotinas de exercícios ou autocuidado, se alinham com esses valores principais.

Use essa percepção para escolher ou adaptar atividades que sejam significativas, e não apenas tarefas que você "deveria" fazer. Quando as suas escolhas se alinham aos seus valores, manter-se fiel a elas se torna mais fácil e gratificante.

Celebrando o Processo e as Pequenas Conquistas

Mesmo pequenas conquistas merecem reconhecimento. Manter um diário de gratidão ou de conquistas pode te ajudar a perceber realizações, por menores que sejam.

- Dê crédito a si mesma por completar um treino, fazer uma pausa consciente ou escolher uma refeição saudável.
- Esses momentos positivos treinam o seu cérebro a associar o esforço à recompensa, tornando os hábitos mais fáceis de manter.

Reinterpretando os Desafios como Oportunidades de Crescimento

Os contratempos fazem parte da jornada. Como você os enxerga pode fazer toda a diferença:

- Em vez de rotular as dificuldades como fracassos, encare-as como experiências de aprendizado.
- Reflita sobre o que você pode ajustar ou melhorar sem se julgar com dureza.

- Pratique a autocompaixão: ela fortalece a sua resiliência e te mantém em movimento.

Manter-se motivada tem a ver com se conectar ao seu "porquê" e honrar a sua jornada com gentileza. Essa mentalidade te ajuda a construir uma mudança duradoura, em vez de depender de soluções rápidas.

Desenho de Vida Depois da Perimenopausa: Planejando o que Vem

A perimenopausa é um ótimo momento para refletir sobre o futuro que você quer criar. Pensar com antecedência sobre o seu bem-estar, o seu trabalho, os seus relacionamentos e o seu crescimento pessoal te ajuda a desenhar uma vida plena e equilibrada.

Visualizando o seu Eu Futuro

Imaginar quem você quer ser depois da perimenopausa pode tornar os seus objetivos mais claros e guiar as suas escolhas diárias:

- Experimente exercícios de visualização para imaginar o seu estilo de vida, a sua saúde e os seus relacionamentos ideais.

- Pergunte a si mesma coisas como: "Como é um dia pleno para mim?" ou "Que qualidades eu quero corporificar?"

Essa visão se torna a sua estrela-guia. Quando você sabe a vida que quer, fica mais fácil fazer escolhas hoje que a sustentem.

Alinhando Metas de Carreira ao Bem-estar

O seu trabalho pode ter um grande impacto na sua energia e na sua satisfação. Planejar uma carreira que se ajuste à sua saúde e aos seus valores garante que o seu trabalho te nutra em vez de te esgotar:

- Reflita sobre como adaptar a sua função atual ou explorar novas oportunidades com maior flexibilidade e satisfação.
- Considere funções como mentoria, consultoria ou projetos que estejam alinhados com suas paixões e habilidades.
- Pense no legado que você deseja deixar e em como seu trabalho contribui para isso.

Quando a sua carreira se alinha aos seus valores, você protege a sua energia e mantém o propósito a longo prazo.

Fortalecendo a Comunidade e as Conexões Sociais

Relacionamentos fortes oferecem apoio emocional e melhoram o bem-estar geral. Você pode:

- Focar em pessoas que te elevam e te energizam.
- Participar de grupos ou causas que reflitam os seus interesses e valores.
- Cultivar laços sociais para proteger o seu humor e a sua resiliência ao longo das mudanças da vida.

Construir conexões fortes cria uma base de apoio e felicidade que dura muito além da perimenopausa.

Mantendo a Adaptabilidade e o Crescimento

A vida continua mudando depois da perimenopausa. Manter-se aberta e curiosa te mantém engajada e vibrante:

- Aceite a mudança como parte natural da vida em vez de resistir a ela.
- Faça uma autoavaliação regularmente para reavaliar objetivos, hábitos e prioridades.

- Explore novos interesses e habilidades que enriqueçam a sua vida e a mantenha interessante.

Ao planejar com cuidado e se manter flexível, você pode desenhar uma vida que seja energizante, significativa e cheia de propósito na próxima fase.

Acompanhamento do Ritmo de Energia e Alinhamento de Tarefas

Use esta Atividade para observar os seus padrões de energia e planejar as tarefas ao longo de uma semana.

Preencha este registro diariamente:

Data: ____

Horário: ____

Nível de energia: ______________________________________

Humor: ____

Tarefas concluídas: ____________________________________

____

____

____

____

____

____

____

Quais tarefas pareceram mais fáceis ou mais difíceis com base na energia?

Uma vez que tenha completado o seu registro, reflita sobre estas perguntas:

Em que momento do dia estou mais focada e produtiva?

Quais tarefas se alinham melhor aos meus picos de energia?

Como posso ajustar minha rotina para que ela se encaixe melhor nesses padrões?

Que atividades de repouso ou de baixo consumo de energia me ajudam a recarregar as energias de forma eficaz?

Em seguida, complete o seu plano de ação:

Três mudanças que vou fazer para alinhar as tarefas à minha energia:

1.

____

2. ____

____

____

3. ____

____

____

Ao monitorar a sua energia e alinhar as tarefas cuidadosamente, você cria um ritmo diário que respeita as necessidades do seu corpo e aumenta sua produtividade. Continue praticando para ajustar sua rotina e alcançar um equilíbrio duradouro.

Autoavaliação e Plano de Estabelecimento de Limites

Explore os seus limites atuais e crie um plano prático para fortalecê-los. Você pode usar estas perguntas para refletir:

Quais são os meus limites atuais em relação ao trabalho, à casa e aos relacionamentos?

____

____

____

Em que situações senti que meus limites foram respeitados? Em que situações foram ultrapassados?

____

____

Que sinais físicos, emocionais ou cognitivos indicam que preciso de limites mais firmes?

Em seguida, crie seu plano para definir limites:

Um limite que quero reforçar ou criar:

Como posso comunicar esse limite de forma clara e gentil?

Que desafios podem surgir, e como vou lidar com eles?

Quem pode me apoiar na manutenção deste limite?

Esclarecer e comunicar os seus limites é um passo importante para proteger o seu bem-estar. Use este plano como base para construir limites mais firmes com confiança e compaixão ao longo do tempo.

Visão de Futuro e Clareza de Valores

Defina a sua visão de futuro e conecte-a aos seus valores centrais para um planejamento de vida intencional. Tire um momento para imaginar a sua vida daqui a cinco a dez anos. Escreva:

Como é um dia típico?

Como passo o meu tempo?

Que relacionamentos e apoios são importantes?

Como me sinto física, mental e emocionalmente?

A seguir, reflita sobre os seus valores:

Liste os seus cinco valores centrais que sustentam essa visão de futuro, por exemplo: equilíbrio, criatividade e conexão.

1.

2.

3.

4.

5.

Quão bem os meus hábitos e o meu estilo de vida atuais se alinham a esses valores?

Que mudanças posso fazer para incorporar melhor os meus valores?

____

____

Três mudanças intencionais para avançar em direção à sua visão:

1. ____________________________________
   ____
   ____
2. ____________________________________
   ____
   ____
3. ____________________________________
   ____
   ____

A sua visão de futuro e os seus valores centrais servem como uma bússola guiando as suas escolhas de vida. Volte a esta atividade sempre que precisar de clareza e inspiração para se manter alinhada ao seu verdadeiro caminho.

Considerações Finais

Desenhar a sua vida durante e depois da perimenopausa é uma jornada empoderadora de autopercepção, intenção e compaixão. Ao entender os seus padrões de energia, estabelecer limites claros, priorizar o que realmente importa e se conectar profundamente com os seus valores e o seu propósito, você cria um estilo de vida que nutre o seu bem-estar e a sua felicidade.

Lembre-se: este é o seu momento de desenhar uma vida que honre quem você é e quem você está se tornando.

Capítulo 12:

O seu Plano de Reset: Integrando os Seis Pilares, Prevenção de Recaídas e Visão de Longo Prazo

Você fez algo extraordinário ao chegar até aqui. A maioria das mulheres atravessa a perimenopausa se sentindo confusa, sozinha ou sobrecarregada. Mas você se dedicou ao seu corpo, à sua mente e ao seu futuro.

Agora é hora de reunir tudo em um plano único e claro que sustente a sua saúde e o seu bem-estar a longo prazo. Seu plano de *reset* é construído em torno dos seis Pilares do Estilo de Vida que abordamos: alimentação, movimento, manejo do estresse, sono, emoções e cuidado com os desequilíbrios. Ao combinar esses elementos em uma abordagem realista e sustentável, você vai se sentir preparada para lidar com quaisquer mudanças que surgirem com confiança e resiliência.

Este capítulo vai te guiar enquanto você cria um plano que realmente cabe na sua vida, te ajudando a lidar com os contratempos com gentileza para que escorregões ocasionais não pareçam fracassos. Você vai descobrir formas de acompanhar o seu progresso, manter-se motivada ao longo do tempo e começar a desenhar objetivos de longo prazo e uma visão para a vida depois da perimenopausa que seja próspera, feliz e equilibrada.

Seu plano de *reset* consiste em dar passos significativos que honrem o seu corpo, a sua mente e o seu espírito a cada dia.

Construindo um Plano de Reset Personalizado

Seu plano de *reset* é o seu roteiro para integrar os seis pilares do estilo de vida de uma forma que pareça viável e significativa. Ele te ajuda a se manter equilibrada, ganhar impulso e se adaptar conforme as suas necessidades mudam.

Defina com Clareza os Pilares Centrais do seu Estilo de Vida

Comece refletindo sobre como cada pilar aparece atualmente no seu dia a dia, sem julgamento:

- Quão bem estou me nutrindo com alimentos nutritivos e equilibrados?
- Como é a minha rotina típica de movimento ou exercício?
- Como administro o estresse e os altos e baixos emocionais?
- Como estão os meus hábitos de sono em termos de quantidade, qualidade e rotina?
- Quão bem lido com as minhas emoções e relacionamentos?
- Quais desequilíbrios na minha vida eu poderia corrigir?

Observe quais pilares já parecem fortes e quais podem precisar de mais atenção. Lembre-se, os pilares são interconectados: ajustar o sono pode melhorar o humor, controlar o estresse pode auxiliar a digestão, e assim por diante.

Selecionando Hábitos Alcançáveis

Escolha hábitos que pareçam viáveis e que tragam conquistas rápidas ou bem-estar:

- Beba um copo de água a mais por dia.

- Faça uma caminhada curta depois do almoço.
- Pratique cinco minutos de respiração profunda pela manhã.

Comece por onde se sentir mais motivada ou onde perceber a maior necessidade. Você não precisa atacar todos os seis pilares de uma vez. Ajuste os seus hábitos conforme as necessidades do seu corpo e a sua rotina mudam.

Associe novos hábitos a coisas que você já faz. Alongue-se depois de escovar os dentes ou faça uma pausa para agradecer antes de dormir. Essas pequenas conexões tornam mais fácil manter as novas rotinas.

Alinhando Hábitos aos seus Valores e Prioridades

Os hábitos são mais fáceis de manter quando se conectam ao que mais importa para você:

- Reflita sobre os seus valores centrais. Eles podem incluir saúde, família, criatividade, independência ou equilíbrio. Como as suas escolhas de estilo de vida os sustentam?
- Pergunte a si mesma: "Este hábito se alinha aos meus objetivos maiores de vida e a quem eu quero ser?"

Quando os seus hábitos estão em sintonia com os seus valores, eles parecem menos como uma obrigação e mais um ato de autocuidado e de expressão de quem você é.

Crie um Plano Escrito com Passos Claros

Escrever o seu plano torna as suas intenções concretas e práticas:

- Defina objetivos específicos para cada pilar, junto com os hábitos que você quer construir. Por exemplo: "Fazer todos os dias dez minutos de alongamento" ou "Praticar exercícios de respiração por cinco minutos três vezes por semana".

- Planeje quando e como você vai fazer cada hábito, priorizando a consistência, mas permitindo flexibilidade.

- Use uma agenda, um aplicativo ou um diário para incluir lembretes para cada pilar e acompanhar o progresso.

- Reserve espaço para reflexão e ajustes. Mini-revisões semanais te ajudam a perceber o que está funcionando e o que precisa de ajuste. Pergunte a si mesma: Quais hábitos parecem naturais? Onde estou tendo dificuldade? O que posso ajustar na próxima semana?

- Mantenha seu plano à vista, na geladeira, na mesa ou no celular, para que ele seja uma fonte constante de motivação e foco.

Ao criar um plano de *reset* personalizado e flexível, alinhado aos seus valores, você se prepara para uma mudança duradoura que beneficia o seu corpo, a sua mente e a sua vida depois da perimenopausa.

O Reset de Maya em ação

Maya (50) estava cansada de se sentir constantemente esgotada. Ela tirou um tempo para criar o seu plano de *reset,* começando com hábitos pequenos e realistas: cinco minutos de alongamento pela manhã, tomar um copo extra de água e uma reflexão noturna de gratidão de dois minutos. Ela alinhou esses hábitos aos seus valores de saúde, conexão e equilíbrio.

No começo, as mudanças pareciam quase invisíveis, mas ao longo de algumas semanas, Maya percebeu uma transformação. Ela tinha mais energia durante o dia, dormia melhor e se sentia mais calma quando desafios inesperados surgiam. Os pequenos hábitos lhe deram impulso para encarar mudanças um pouco maiores, como agendar uma caminhada semanal com uma amiga e reservar um tempo de silêncio para a leitura.

Ao manter o seu plano flexível e celebrar cada conquista, Maya gradualmente recuperou a sua energia, o seu foco e o seu senso de propósito. O que começou como algumas ações simples se tornou um estilo de vida sustentável com o qual ela podia contar, provando que uma mudança significativa não exige uma reformulação radical. Apenas passos consistentes e intencionais.

Prevenção de Recaídas e Correção de Rota com Gentileza

Mesmo com os melhores planos, a vida acontece. Os contratempos são normais, e a prevenção de recaídas não tem a ver com nunca escorregar, e sim com lidar com esses momentos com gentileza e voltar ao caminho sem culpa.

Normalize os Contratempos como Parte da Mudança

Entenda que os deslizes são uma parte natural de qualquer mudança de estilo de vida. Eles não apagam o seu progresso. Experimente estas abordagens:

- Espere desafios e veja os contratempos como oportunidades de aprender o que dispara os seus hábitos.
- Reinterprete os escorregões como dados, não como julgamento. Pergunte a si mesma: O que estava acontecendo ao meu redor? Como eu estava me sentindo física e mentalmente?
- Evite a autocrítica dura. Trate a si mesma como trataria uma amiga.
- Lembre-se de que perder um dia de movimento ou comer algo menos saudável ocasionalmente não desfaz tudo que você fez.

Essa mentalidade cria espaço para o perdão, a resiliência e a capacidade de seguir em frente.

Identifique os Sinais Precoces de Alerta

A percepção te ajuda a evitar que um pequeno deslize se torne um contratempo maior.

- Perceba padrões ou pistas que normalmente vêm antes de você se afastar das suas rotinas.
- Acompanhe gatilhos como fadiga, estresse, sobrecarga, diálogo interno negativo ou distrações ambientais.
- Planeje respostas simples para interromper esses padrões cedo.

Conhecer os seus sinais pessoais de alerta te dá a chance de corrigir o rumo antes que os hábitos se desfaçam.

Construa um Ambiente que te Sustente

O seu ambiente pode ter um grande impacto em como você se mantém fiel às suas escolhas saudáveis. Considere coisas como:

- Organize a sua cozinha, o seu espaço de trabalho e os ambientes em que você convive para reduzir tentações e atritos.
- Recrute parceiros de responsabilidade, como uma amiga, um treinador ou um grupo de apoio, para se manter motivada.
- Celebre pequenas conquistas e marcos. O reforço positivo fortalece os seus hábitos e a sua mentalidade.

Um ambiente que te sustenta ajuda o seu plano de *reset* a se manter e faz com que estar no caminho pareça mais natural.

Pratique a Resolução de Problemas

A vida muda, e o seu corpo também. A flexibilidade é fundamental quando você está resolvendo problemas. Considere coisas como:

- Adapte suas estratégias em vez de abandonar os seus esforços. Experimente novas formas de movimento, técnicas de redução do estresse ou modifique hábitos alimentares, se for o caso.

- Aceite que o progresso não é uma linha reta. Altos e baixos são normais. A persistência importa mais do que a perfeição.

- Mantenha-se curiosa e gentil consigo mesma. Use os contratempos para aprofundar a autopercepção e refinar o seu plano.

Ao adotar a prevenção de recaídas e a correção de rota com gentileza, você mantém o ritmo sem perder a autoconfiança. Tem a ver com seguir em frente com compaixão, resiliência e confiança, mesmo quando as coisas não saem perfeitas.

Diários e Manifestos para o Monitoramento Contínuo

Manter-se atenta ao seu progresso e sustentar a sua motivação são fundamentais para sustentar a sua jornada do *reset*. Usar diários de acompanhamento para hábitos, emoções e resultados, junto com um manifesto pessoal, te ajuda a se manter conectada aos seus objetivos e valores ao longo do tempo.

Use Diários de Acompanhamento

Monitorar seus hábitos permite que você entenda o que contribui ou prejudica seu bem-estar.

- Mantenha registros simples para cada Pilar do Estilo de Vida: alimentação, movimento, sono, estresse, estado emocional e quaisquer desequilíbrios.

- O acompanhamento regular te ajuda a identificar tendências, celebrar o progresso e ver onde você pode precisar de ajustes.

- Inclua espaço para anotações sobre conquistas, desafios e reflexões sobre o que está funcionando para você.

- Os diários de acompanhamento podem ser qualquer coisa que combine com você. Isso pode incluir tabelas, aplicativos, diários ou agendas.

Incorpore *Check-ins* Emocionais e Cognitivos

Os seus hábitos e a sua mente estão conectados. *Check-ins* regulares te ajudam a perceber padrões e refinar a sua abordagem.

- Tenha no seu diário terapêutico perguntas de reflexão e responda diariamente ou semanalmente para monitorar seu humor, foco e clareza mental.

- Reflita sobre como as suas emoções e a sua mentalidade influenciam os seus comportamentos.

- Inclua perguntas sobre gratidão ou crescimento pessoal para construir positividade e resiliência.

Essas reflexões fortalecem a sua autopercepção e te ajudam a ajustar as estratégias conforme a necessidade.

Elabore um Manifesto Pessoal de Reset

Um manifesto é uma declaração escrita das suas intenções, dos seus valores e do seu compromisso consigo mesma.

- Escreva uma declaração que represente a sua dedicação ao bem-estar, à gentileza consigo mesma e à resiliência.

- Inclua afirmações que reforcem a autoconfiança, o empoderamento e a compaixão.

- Recorra ao seu manifesto quando a motivação cair ou os obstáculos surgirem.

- Releia e revise o manifesto regularmente para refletir sobre o seu crescimento e a sua jornada em constante transformação.

Agende Sessões Regulares de Revisão

Reserve um tempo mensal ou trimestral para avaliar o que está funcionando, o que precisa de ajuste e como os seus objetivos podem se transformar. Atualize os seus diários e o seu plano de *reset* para mantê-los relevantes e motivadores.

Usar diários de acompanhamento de hábitos, *check-ins* emocionais e um manifesto pessoal mantém o seu plano de *reset* vivo e alinhado ao seu corpo, à sua mente e ao seu propósito em transformação. Isso te ajuda a se conduzir com clareza, intenção e confiança.

Definindo e Revisitando Objetivos para a Menopausa e Além

Construir o seu plano de *reset* é apenas o começo. Para sustentar o seu bem-estar ao longo da menopausa e nos anos que se seguem, ajuda muito ter uma visão de longo prazo. Objetivos claros te dão motivação e direção, mesmo quando a vida fica corrida ou imprevisível.

Desenvolva Objetivos de Saúde e Estilo de Vida de Longo Prazo

Comece pensando no que significa crescimento para você:

- Defina objetivos amplos para áreas centrais da vida, como manter a energia, a agilidade mental, o equilíbrio emocional, os relacionamentos fortes e a autocompaixão.
- Estruture os seus objetivos com a metodologia SMART:
    - **Específico:** Diga claramente o que você quer, como melhorar o sono ou aumentar o círculo social.
    - **Mensurável:** Decida como vai acompanhar o progresso, como manter um diário do sono ou registrar as atividades sociais.

- **Realizável:** Escolha objetivos realistas que se encaixem no seu estilo de vida.

- **Relevante:** Garanta que os seus objetivos se alinhem aos seus valores e a sua visão de mundo.

- **Com prazo definido:** Estabeleça metas flexíveis que te guiem sem adicionar pressão.

Deixe os seus objetivos evoluírem conforme as suas necessidades, prioridades e estilo de vida mudam.

Integre Avaliações Médicas, Psicológicas e Nutricionais à Definição de Objetivos

Os seus objetivos de saúde e estilo de vida funcionam melhor quando combinados com uma orientação profissional regular:

- Use as consultas de acompanhamento para atualizar os planos de tratamento, fazer rastreamentos de mudanças e explorar opções de manejo dos sintomas.

- Mantenha-se informada sobre terapias hormonais, suplementos ou estratégias de estilo de vida que possam sustentar o seu bem-estar.

- Faça parceria com nutricionistas para refinar padrões alimentares que sustentem o equilíbrio hormonal e energético.

- Vá preparada para as consultas com perguntas e objetivos, para que o seu cuidado se alinhe ao seu plano de *reset*.

Combinar o acompanhamento com profissionais de saúde com hábitos de estilo de vida fortalece a sua resiliência e a sua vitalidade como um todo.

Imagine a Vida Além da Perimenopausa

A vida depois da perimenopausa é uma chance de crescimento e renovação. Visualizar o futuro que você quer ajuda a guiar as suas escolhas diárias:

- Imagine se sentir cheia de energia, com a mente clara, emocionalmente equilibrada e conectada a pessoas que te dão apoio.
- Visualize como você quer contribuir através da família, das amizades, do trabalho, da criatividade ou da comunidade.
- Mantenha-se aberta ao inesperado, vendo as mudanças como oportunidades de aprendizado e reinvenção.

Use essa visão para inspirar objetivos e decisões significativas que te ajudem a alcançar o seu maior potencial.

Revisitar os seus objetivos com intenção e autocompaixão transforma o seu plano de *reset* em um guia para a vida toda, voltado para o crescimento. Ele te dá o poder de atravessar a menopausa com equilíbrio, propósito e confiança.

Adotar uma Visão de Longo Prazo para Crescer

A perimenopausa e a menopausa não são apenas sobre mudança. Elas são uma chance de crescer, se descobrir de novo e criar uma vida que pareça cheia de energia e significativa. Ao deslocar-se de apenas sobreviver para ativamente crescer, você abre a porta para mais autocuidado, mais confiança e mais controle sobre a sua saúde e a sua felicidade.

Saia da Mentalidade de Sobrevivência para a Mentalidade de Crescimento

Em vez de encarar essa fase como um período de perdas, reinterprete-a como uma oportunidade:

- Use as mudanças no seu corpo como sinais que te guiam em direção ao equilíbrio e a uma nova sabedoria.
- Trate os desafios como momentos para aprofundar a autopercepção e fortalecer o autocuidado.
- Celebre a sua resiliência e a sua capacidade de se adaptar, em vez de focar apenas nas dificuldades.

Essa mentalidade te ajuda a se sentir empoderada, positiva e capaz.

Crie Autonomia através do Conhecimento e da Compaixão

Empodere-se combinando o entendimento baseado em evidências com a gentileza consigo mesma:

- Aprenda como a perimenopausa afeta o seu corpo e como as escolhas de estilo de vida podem sustentar a sua saúde.
- Substitua a culpa ou a autocrítica por curiosidade e aceitação quando os contratempos acontecerem.
- Confie na sua capacidade de tomar decisões que atendam às suas necessidades em transformação.

Essa combinação de conhecimento e compaixão fortalece a sua confiança e o seu senso de autodireção.

Visualize um Futuro Alinhado aos seus Valores

Pense na vida que você quer levar, guiada pelo que mais importa para você:

- Reflita sobre o legado, os relacionamentos e o propósito que você quer cultivar.

- Deixe essa visão guiar os seus hábitos diários e as suas escolhas importantes.

- Trate o seu plano de *reset* como um guia vivo que evolui junto com você.

Ao acolher uma visão de longo prazo de crescimento, você se dá permissão para viver de forma plena, confiante e feliz — ao longo da perimenopausa, da menopausa e de todos os anos que virão.

Construtor do seu Plano de Reset Personalizado

Construir um plano de *reset* personalizado te ajuda a reunir todas as mudanças de estilo de vida que você fez em um único mapa claro e administrável. Esta atividade te guia em avaliar os seus hábitos atuais, selecionar ações realizáveis e alinhar o seu plano aos seus valores para criar uma mudança sustentável e significativa.

Passo 1: Avalie os seus seis Pilares do Estilo de Vida:

Classifique cada pilar em uma escala de 1 a 5 com base em quão bem você o sustenta atualmente na sua vida (1 = precisa de muita atenção, 5 = forte e consistente):

- Hábitos alimentares: _____

- Movimento e exercício: _____

- Manejo do estresse: _____

- Qualidade do sono: _____

- Regulação emocional: _____

- Cuidado com os desequilíbrios: _____

Passo 2: Escolha os seus hábitos:

Para cada pilar, liste um ou dois hábitos realistas que você pode começar ou aprimorar, que pareçam viáveis e que tragam benefícios:

Hábitos alimentares:

____

____

____

____

Movimento e exercício:

____

____

____

____

Manejo do estresse:

____

____

____

____

Qualidade do sono:

____

____

Regulação emocional:

Cuidado com os desequilíbrios:

Passo 3: Alinhe aos seus valores:

Quais são os meus três principais valores que o meu plano de *reset* deve contemplar?

1.

2.

3. ______________________________

____

____

Como os hábitos que escolhi refletem esses valores?

____

____

____

____

Passo 4: Escreva o seu plano de *reset*:

Resuma o seu plano em algumas frases. Inclua objetivos, hábitos e como vai incorporar flexibilidade.

____

____

____

____

____

____

____

____

____

____

Use este plano de *reset* como o seu guia personalizado. Revisite-o e ajuste-o regularmente para honrar as suas necessidades em transformação e sustentar o seu progresso.

Plano de Prevenção de Recaídas e Correção de Rota com Gentileza

Os contratempos são uma parte natural da mudança, mas ter um plano cuidadoso de prevenção de recaídas te ajuda a responder com gentileza e resiliência. Esta Atividade te ajuda a identificar os seus gatilhos, reconhecer sinais de alerta e preparar estratégias suaves para se manter no caminho ou se recuperar com leveza.

Passo 1: Identifique os seus gatilhos comuns para contratempos:

Liste situações, sentimentos ou ambientes que frequentemente desafiam os meus hábitos:

____

____

____

____

____

Passo 2: Reconheça sinais precoces de alerta:

Que sinais sutis me avisam que um contratempo pode estar se aproximando? Pense física, emocional ou comportamentalmente:

____

____

____

Passo 3: Prepare as suas estratégias de resposta:

Para cada gatilho ou sinal de alerta, anote ações rápidas que posso tomar para prevenir ou me recuperar de deslizes:

Passo 4: Rede de apoio:

A quem ou ao que posso recorrer para encorajamento ou apoio em momentos desafiadores?

Ter um plano compassivo e claro de prevenção de recaídas te dá o poder de navegar pelos contratempos com resiliência e continuar seguindo em frente com gentileza.

Visão de Longo Prazo e Definição de Objetivos

Estabelecer uma visão de longo prazo e objetivos claros te ajuda a se manter motivada e com propósito depois da perimenopausa. Use esta atividade para imaginar o seu futuro ideal, criar objetivos práticos e planejar *check-ins* regulares para se manter alinhada e adaptável.

Passo 1: Visualize a sua vida depois da perimenopausa:

Escreva uma descrição detalhada da minha vida ideal daqui a 5 a 10 anos, incluindo saúde, emoções, relacionamentos e propósito:

____

____

____

____

____

____

____

____

____

____

____

____

____

____

____

____

Passo 2: Defina os seus objetivos SMART:

Elabore de três a cinco objetivos de longo prazo que sejam Específicos, Mensuráveis, Realizáveis, Relevantes e com Prazo definido:

1. ____________________________________
   ____
   ____
2. ____________________________________
   ____
   ____
   ____
3. ____________________________________
   ____
   ____
   ____
4. ____________________________________
   ____
   ____

____

5. ____

____

____

____

Passo 3: Agende *check-ins* regulares:

Com que frequência vou revisar os meus objetivos e o meu progresso? Que perguntas vou fazer a mim mesma para avaliar o alinhamento e a motivação?

____

____

____

____

Use esta atividade de visão e definição de objetivos para manter a sua jornada com propósito e adaptável, garantindo que você cresça muito além da perimenopausa.

Considerações Finais

Criar e manter o seu plano personalizado de *reset* é um ato transformador de autocuidado e empoderamento. Ao integrar os seis pilares, se preparar para os contratempos com gentileza e estabelecer uma visão clara de longo prazo, você estabelece as bases para a resiliência e para o crescimento muito além da perimenopausa.

Continue revisitando o seu plano e os seus objetivos, celebre o seu crescimento e acolha o caminho em transformação que se abre adiante com confiança e compaixão. Lembre-se: esta jornada é de autodescoberta e de honrar as necessidades em transformação do seu corpo. Cada pequena escolha — seja mover o corpo, se nutrir, fazer uma pausa consciente ou dizer "não" para proteger a sua energia — soma para um bem-estar duradouro.

Confie na sua capacidade de se adaptar, aprender e criar rotinas que pareçam certas para você. Apoie-se na sua rede de apoio quando precisar e dê crédito a si mesma por estar presente, dia após dia, pela sua saúde, pela sua felicidade e pela sua vitalidade.

Com paciência, autocompaixão e ação intencional, esta fase pode se tornar um ponto de virada poderoso e um tempo de energia renovada, clareza e plenitude que te leva com confiança para o próximo capítulo da sua vida.

Fim da Semana 8, Manifesto do Reset e Planejamento da Próxima Fase

Vamos pausar, refletir e honrar o progresso que você fez até aqui na sua jornada do *reset* da perimenopausa. Esta coletânea de atividades foi pensada para te ajudar a celebrar as suas conquistas, aprofundar a sua autopercepção e planejar com cuidado como manter e fortalecer o seu bem-estar daqui para frente.

Reflita e Celebre a sua Jornada com o Movimento

O movimento é muito mais do que atividade física. É uma forma de se conectar com o seu corpo, honrar os seus ritmos e encontrar felicidade. Este exercício vai te ajudar a reconhecer o progresso que você fez.

Que práticas ou hábitos de movimento desenvolvi ou fortaleci durante este *reset*?

____

____

____

____

Que tipos de movimento mais me energizam, acalmam ou trazem *grounding*?

____

____

____

____

De que forma me sintonizar com o sistema nervoso e os padrões de energia do meu corpo mudou minha relação com o movimento?

Qual é um objetivo ou hábito de movimento que quero continuar ou aprofundar na próxima fase?

Escreva uma breve reflexão sobre o movimento e uma declaração de compromisso para levar adiante:

Desenhe a sua Vida para Esta Fase

Administrar a sua energia e estabelecer limites são fundamentais para sustentar a saúde e a felicidade ao longo desta fase. Use este *check-in* para refletir sobre quão bem você alinha as suas demandas diárias aos seus ritmos naturais e quão bem protegeu o seu tempo e a sua energia. Você também vai identificar oportunidades para fortalecer os seus limites daqui para frente.

Que padrões de energia percebi nos meus ritmos diários e semanais?

____

____

____

____

Quão bem alinhei as minhas tarefas e prioridades a essas ondas naturais de energia?

____

____

____

____

Quais limites estabeleci para apoiar a minha saúde e a minha felicidade? Quais precisam ser reforçados?

____

____

____

____

Qual mudança prática ou limite que eu quero criar daqui para frente?

Como avalio a minha energia e os meus limites? Qual deveria ser o meu próximo passo?

Revisão do seu Plano de Reset Personalizado

O seu plano de *reset* é o seu guia completo para um bem-estar sustentável. Este exercício te convida a revisar o seu plano de forma ampla, examinando pontos fortes e áreas de crescimento ao longo dos Pilares do Estilo de Vida. Ele te encoraja a garantir que os seus hábitos estejam alinhados aos seus valores e a refinar o seu plano para um sucesso contínuo.

Quais pilares do meu plano de *reset* (alimentação, movimento, estresse, sono, bem-estar emocional, desequilíbrios) parecem mais fortes agora?

____

____

____

____

Onde percebo oportunidades para nutrir ou reequilibrar esses pilares?

____

____

____

____

Como os meus hábitos diários refletem os meus valores centrais e as minhas prioridades?

____

____

____

____

Que hábito ou mudança pequena e flexível posso acrescentar ou ajustar para fortalecer o meu plano?

____

____

____

Manifesto do Reset: Afirmando os seus Valores e as suas Intenções

Um manifesto pessoal é uma declaração poderosa dos seus valores, das suas intenções e do seu compromisso consigo mesma. Este exercício oferece espaço para articular os seus princípios e aspirações guias, servindo como uma fonte de inspiração e motivação para as fases contínuas da sua jornada.

Que valores centrais guiam a minha saúde, o meu bem-estar e as minhas escolhas de vida?

____

____

____

____

____

Como quero me tratar diante dos desafios e das conquistas?

____

____

____

____

____

Quais são as minhas intenções para a minha jornada de *reset* e para a vida após a perimenopausa?

____

____

Planejando a Próxima Fase

Ir além da fase do *reset* requer uma visão clara e objetivos práticos. Este exercício te encoraja a visualizar um futuro de crescimento, definir objetivos significativos de longo prazo e criar um plano para *check-ins* regulares que garantam o seu crescimento e o seu bem-estar contínuos.

Como é crescer para mim depois da perimenopausa?

Que objetivos de saúde, emocionais ou de estilo de vida de longo prazo me inspiram agora?

Que estratégias ou ferramentas deste *reset* vou continuar usando ou refinando?

____

____

____

____

____

Com que frequência vou fazer um *check-in* comigo mesma para refletir e ajustar o meu plano?

____

____

____

____

____

Portfólio do Prazer no Movimento

A felicidade alimenta a sustentabilidade. Este exercício te ajuda a construir um menu personalizado de atividades de movimento prazerosas que nutrem o seu corpo e o seu espírito. Identificar e expandir esse portfólio mantém a sua prática de movimento prazerosa e dinâmica.

Liste cinco tipos de atividades de movimento que trazem prazer ou curiosidade:

1. ____

2.

3.

4.

5.

Para cada uma, anote que sentimentos ou benefícios elas evocam, por exemplo: felicidade, calma ou força.

Quais delas já incorporei regularmente? Quais poderia experimentar mais?

Como posso misturar ou alternar essas atividades para manter o movimento empolgante e nutritivo?

Crie um plano para acrescentar ou experimentar um novo movimento prazeroso por semana ao longo do próximo mês:

Simulação para Estabelecer Limites

Estabelecer limites pode ser desafiador, mas é essencial. Este exercício te ajuda a preparar formas claras e compassivas de comunicar os seus limites, fortalecendo a sua confiança e te ajudando a navegar pelas conversas com gentileza.

Qual limite acho difícil de colocar, seja no trabalho, em casa ou com amigos e família?

Anote o que torna isso difícil, por exemplo, culpa ou medo de conflito.

Elabore uma frase clara e compassiva na primeira pessoa do singular ("eu") para comunicar esse limite.

Imagine reações possíveis e prepare como vou me manter firme e ao mesmo tempo gentil:

Imagine reações possíveis e prepare como vou me manter firme e ao mesmo tempo gentil:

Inventário de Novos Hábitos

Construir novos hábitos é mais fácil quando eles são ancorados em rotinas já estabelecidas. Este exercício te guia a conectar com criatividade práticas saudáveis a atividades diárias, tornando a consistência mais alcançável e natural.

Liste rotinas diárias que já faço de forma consistente, por exemplo: escovar os dentes, fazer café ou checar e-mails.

____

____

____

____

____

Pense em pequenos hábitos do *reset* que quero construir, por exemplo: um minuto de alongamento, consciência da respiração ou tomar água.

____

____

____

____

____

Combine cada novo hábito a uma rotina onde ele se encaixe naturalmente:

____

____

Escolha três encadeamentos de hábitos para experimentar na semana que vem:

1.

2.

3.

Acompanhe como você se sente com esses hábitos e ajuste conforme necessário.

Inventário do Repertório Emocional

A regulação emocional é uma pedra fundamental do bem-estar. Este exercício te ajuda a identificar as suas ferramentas atuais para administrar as emoções, descobrir novos repertórios e planejar como integrar essas práticas regularmente para a resiliência e o equilíbrio.

Liste os métodos preferidos para acalmar o estresse ou a ansiedade, por exemplo, exercícios de respiração ou escrever em um diário.

Anote quais foram mais eficazes durante os últimos meses:

Identifique novas práticas emocionais que quero explorar ou fortalecer:

Planeje como integrar essas ferramentas regularmente à sua rotina.

Escolha duas práticas de regulação emocional para priorizar este mês e agende lembretes:

1.

2.

Escrita Reflexiva: Progresso e Gratidão

A gratidão e a reflexão alimentam a positividade e a motivação. Neste exercício, você vai celebrar as suas conquistas, reconhecer o seu crescimento pessoal e expressar gratidão pelo apoio que recebeu, reforçando uma mentalidade de gentileza e perseverança.

Quais são três coisas das quais me orgulho de ter conquistado durante a minha jornada do *reset*?

Que benefícios ou descobertas inesperadas vivi?

A quem ou a que sou grata por ter sustentado esse processo?

Como vou celebrar e honrar o meu progresso daqui para frente?

Escreva uma mensagem de gratidão a uma pessoa que te apoiou (ou a você mesma) e que ofereceu encorajamento:

O seu plano de *reset* é um documento vivo que cresce junto com você. Revisitar e refinar regularmente o seu plano o mantém relevante e eficiente, te dando o poder de crescer através das mudanças contínuas com intenção e gentileza.

Preparando-se para o que Vem a Seguir: Mentalidade para a Menopausa

Conforme você se prepara para fazer a transição da perimenopausa para a menopausa, este apêndice foi pensado para te equipar com a confiança, a clareza e as ferramentas práticas necessárias para esta próxima etapa importante da vida. Enquanto a perimenopausa estabelece as bases para uma autopercepção aprimorada e para ajustes no estilo de vida, a menopausa traz as suas próprias mudanças e desafios únicos — físicos, mentais e emocionais.

Aqui, você vai encontrar uma visão geral do que esperar durante a menopausa, incluindo as principais linhas do tempo e os sintomas comuns que diferenciam esta fase da perimenopausa. Vamos explorar como os seis Pilares do Estilo de Vida que você cultivou continuam a te sustentar, e discutir formas de adaptá-los às suas necessidades em transformação.

Você também vai receber orientações sobre as opções médicas atuais, incluindo atualizações sobre a terapia hormonal e a importância de parcerias contínuas com profissionais de saúde adaptadas à sua jornada pessoal. Estratégias para manter o equilíbrio emocional, uma nutrição nutritiva, o engajamento em movimentos intencionais e o manejo eficaz do estresse na menopausa vão ser destacadas.

Vamos te preparar para acolher a menopausa com a mesma mentalidade empoderada e o cuidado intencional que te trouxeram até aqui.

Visão Geral da Menopausa: Principais Mudanças, Linha do Tempo e o que Esperar Física, Mental e Emocionalmente

A menopausa marca a conclusão natural dos seus anos reprodutivos e é oficialmente definida como o momento em que você passou 12 meses consecutivos sem menstruar. Esta transição normalmente ocorre entre os 45 e os 55 anos, mas pode variar amplamente. A menopausa é um processo gradual caracterizado por mudanças hormonais significativas que impactam o seu corpo, a sua mente e as suas emoções.

A menopausa geralmente se desdobra em três fases:

- **Perimenopausa:** O período de transição que antecede a menopausa, durando vários anos, é caracterizado por níveis hormonais flutuantes, ciclos irregulares e sintomas emergentes.

- **Menopausa:** O momento que marca o fim dos ciclos menstruais, diagnosticado retrospectivamente após 12 meses sem menstruação.

- **Pós-menopausa:** Os anos que se seguem à menopausa, quando os níveis hormonais se estabilizam em níveis mais baixos, e os padrões de sintomas podem se transformar novamente.

Entender essa linha do tempo ajuda a estabelecer expectativas realistas e te prepara para experiências em transformação.

Mudanças Físicas

Durante a menopausa, a queda nos níveis de estrogênio e progesterona pode levar a:

- ondas de calor e suores noturnos

- ressecamento vaginal e mudanças na função sexual

- mudanças no metabolismo e na composição corporal, incluindo o aumento da gordura abdominal

- perda de densidade óssea, aumentando o risco de osteoporose

- distúrbios do sono, incluindo dificuldade para iniciar ou manter o sono
- aumento do risco de alterações cardiovasculares

A experiência de cada mulher é única. Algumas podem ter sintomas intensos, enquanto outras percebem mudanças graduais ou leves.

Alterações Mentais e Emocionais

Alterações cognitivas e emocionais são comuns e podem incluir:

- lapsos de memória ou "névoa mental"
- oscilações de humor, irritabilidade ou aumento da ansiedade
- sentimentos de luto, perda ou mudanças de identidade relacionados ao envelhecimento e à transformação dos papéis
- maior introspecção e oportunidades de crescimento pessoal

As mudanças hormonais influenciam os neurotransmissores que regulam o humor e a cognição, tornando essas oscilações compreensíveis e administráveis com o apoio e as estratégias certas.

O que Esperar Emocional e Mentalmente

A menopausa pode ser emocionalmente complexa. Algumas mulheres a descrevem como um tempo de liberação e de autopercepção renovada, enquanto outras podem achar desafiador navegar por sentimentos em transformação e pela sensação de perda. Reconhecer esse espectro de respostas ajuda a normalizar a sua experiência e encoraja um autocuidado compassivo.

Ao entender as principais mudanças e fases da menopausa, você se prepara melhor para encarar essa transição de forma proativa.

Os Seis Pilares do Estilo de Vida: Apoio Contínuo e Adaptação Durante a Menopausa

Os seis pilares fundamentais que guiaram o seu *reset* da perimenopausa continuam essenciais conforme você faz a transição para a menopausa. Porém, conforme o seu corpo e a sua vida evoluem, esses pilares podem precisar de adaptações cuidadosas para atender às suas necessidades em transformação de forma eficaz:

- **Alimentação:** A nutrição continua a ter um papel crítico no manejo dos sintomas da menopausa e no apoio à saúde a longo prazo. Você pode descobrir que o seu metabolismo desacelera ainda mais, exigindo ajustes na ingestão calórica ou nas escolhas alimentares. Priorize alimentos densos em nutrientes e anti-inflamatórios, ricos em cálcio, magnésio e vitamina D para sustentar a saúde óssea. A hidratação continua sendo fundamental, e o comer com atenção plena pode ajudar a manter o equilíbrio hormonal e o bem-estar emocional.

- **Movimento:** A atividade física regular continua sendo uma pedra angular para manter a massa muscular, a saúde cardiovascular e a densidade óssea, tudo que pode ser desafiado durante a menopausa. Você pode precisar ajustar a sua rotina de exercícios para focar mais em treino de força, equilíbrio e flexibilidade, sem deixar de lado atividades aeróbicas e movimentos prazerosos. Respeitar os sinais do seu corpo e permitir uma recuperação adequada se torna cada vez mais importante.

- **Manejo do estresse:** As oscilações hormonais da menopausa podem aumentar a sensibilidade ao estresse, tornando estratégias eficazes de manejo do estresse vitais. Práticas como *mindfulness*, meditação, exercícios de respiração e yoga suave sustentam a regulação do sistema nervoso. Você pode precisar aprofundar ou diversificar o seu repertório de manejo do estresse, prestando muita atenção aos gatilhos emocionais e garantindo pausas regulares de autocuidado.

- **Sono:** Os distúrbios do sono costumam se intensificar durante a menopausa devido a suores noturnos, flutuações hormonais e alterações nos ritmos circadianos. Priorizar a higiene do sono se torna mais crítico do que nunca. Isso pode incluir criar um ambiente de sono mais fresco, estabelecer rotinas consistentes na hora de dormir, limitar estimulantes e utilizar técnicas de relaxamento para melhorar a qualidade e a duração do sono.

- **Regulação emocional:** As oscilações emocionais podem persistir ou se intensificar durante a menopausa, tornando a autodireção emocional essencial. Práticas reflexivas, escrever no diário, a psicoterapia e os relacionamentos que te sustentam nutrem a resiliência emocional. Adaptar as suas estratégias de regulação emocional para lidar com oscilações de humor, ansiedade ou sentimentos de perda pode ajudar a manter a estabilidade e a fomentar o crescimento durante esta fase.

- **Cuidando dos desequilíbrios na vida e nos hábitos:** A menopausa frequentemente traz mudanças hormonais, assim como mudanças nos ritmos do estilo de vida e nos hábitos diários. Este pilar enfatiza identificar e corrigir desequilíbrios nas áreas física, emocional, social e comportamental para promover o bem-estar como um todo. Envolve criar consciência sobre hábitos que podem não mais te servir, como o comer irregular, padrões de sono perturbados ou autocuidado insuficiente, e restaurar intencionalmente o equilíbrio através de rotinas sustentáveis. Revisitar e refinar regularmente o seu plano de *reset* te permite criar harmonia no seu dia a dia, sustentando a sua adaptabilidade e a sua resiliência durante a menopausa e além.

Ao reconhecer que esses seis pilares continuam sendo seus aliados firmes e ao adaptá-los conforme o seu corpo e a sua vida mudam, você cria uma base resiliente para crescer ao longo da menopausa e além. A jornada é dinâmica, e o seu repertório evolui junto com você, sustentando a vitalidade, o equilíbrio e a felicidade em cada etapa.

Estratégias para Manter a Regulação Emocional, a Nutrição, o Movimento e o Manejo do Estresse Durante a Menopausa

A menopausa traz desafios únicos que podem impactar o seu bem-estar emocional, as suas necessidades nutricionais, a sua atividade física e os seus níveis de estresse. Aqui estão estratégias práticas para te ajudar a navegar por essas áreas com cuidado, resiliência e empoderamento.

Regulação Emocional

- **Pratique a atenção plena:** Meditação regular de *mindfulness*, respiração profunda ou exercícios de *grounding* podem aumentar a autopercepção emocional e reduzir as respostas reativas.
- **Escreva no seu diário:** Use o diário para processar sentimentos, acompanhar oscilações de humor e celebrar o progresso. Refletir sobre as suas emoções te ajuda a identificar padrões e gatilhos.
- **Busque apoio:** Construa conexões com amigas, familiares ou terapeutas que entendam a jornada da menopausa. Grupos de apoio ou psicoterapia podem oferecer perspectivas úteis e estratégias de enfrentamento.
- **Priorize atividades restauradoras:** Engaje-se em práticas como yoga suave, tai chi ou hobbies criativos que acalmem o seu sistema nervoso e promovam o relaxamento.

Nutrição

- **Equilibre os macronutrientes:** Priorize um equilíbrio de proteína, gorduras saudáveis e carboidratos complexos para sustentar a estabilidade do açúcar no sangue e o equilíbrio hormonal.

- **Priorize a saúde óssea:** Inclua alimentos ricos em cálcio (como folhas verdes e produtos fortificados), vitamina D e magnésio. Considere a suplementação se for recomendada pelo seu médico, com a dosagem adequada.

- **Alimentos anti-inflamatórios:** Incorpore alimentos ricos em antioxidantes, como frutas vermelhas, castanhas, peixes e vegetais coloridos, para reduzir a inflamação ligada aos sintomas da menopausa.

- **Hidratação:** Beba água suficiente para combater a desidratação e favorecer o funcionamento metabólico geral.

- **Alimentação Consciente e Intuitiva:** Sintonize-se com os sinais de fome e saciedade para manter um peso saudável e cultivar uma relação positiva com a comida.

Movimento

- **Incorpore o treino de força:** Procure fazer de duas a três sessões por semana para preservar a massa muscular e a densidade óssea, que diminuem naturalmente durante a menopausa.

- **Adote atividades aeróbicas de baixo impacto:** Caminhar, nadar ou andar de bicicleta pode melhorar a saúde cardiovascular e, ao mesmo tempo, ser gentil com as articulações.

- **Inclua exercícios de flexibilidade e equilíbrio:** Alongamento e exercícios de equilíbrio reduzem o risco de lesões e melhoram a mobilidade.

- **Escute o seu corpo:** Adapte os treinos aos seus níveis de energia e às suas necessidades de recuperação, permitindo o descanso e ajustando a intensidade conforme necessário.

- **Priorize atividades prazerosas:** Envolva-se em movimentos que sejam agradáveis e sustentáveis para manter a consistência.

Manejo do Estresse

- **Estabeleça rituais diários de relaxamento:** Construa pequenos momentos de calma, como exercícios de respiração, meditação ou uma breve caminhada na natureza. A consistência é a chave.

- **Estabeleça limites:** Proteja o seu tempo e a sua energia dizendo não quando necessário e delegando responsabilidades.

- **Utilize técnicas cognitivas:** Pratique a reinterpretação de pensamentos negativos e cultive a autocompaixão para reduzir o impacto do estresse.

- **Cultive conexões sociais:** Manter relacionamentos que te sustentam ajuda a amortecer o estresse e promove o bem-estar emocional.

- **Monitore e limite gatilhos:** Identifique estressores como o excesso de cafeína ou o sono ruim, e ajuste os hábitos de acordo.

Integrar essas estratégias ao seu dia a dia durante a menopausa pode melhorar a sua estabilidade emocional, nutrir o seu corpo, manter a vitalidade física e reduzir o estresse. Combinadas, elas sustentam uma transição equilibrada e empoderada, caracterizada pela resiliência e pelo bem-estar.

A Importância da Autocompaixão, do Autocuidado Contínuo e de Revisitar o seu Plano de Reset

Navegar pela menopausa é uma jornada dinâmica que pede paciência, gentileza e o compromisso de se honrar através de cada mudança e cada transformação. Central para crescer durante esta fase é desenvolver a autocompaixão. Reconheça que as flutuações no humor, na energia e nos sintomas são naturais e não um reflexo de fracasso pessoal. Trate a si mesma com o mesmo entendimento e cuidado que você ofereceria a uma amiga próxima diante de desafios.

O autocuidado contínuo é uma prática vital para manter o equilíbrio e a resiliência. Isso significa se sintonizar regularmente com as suas necessidades e responder com hábitos nutritivos. O autocuidado pode parecer priorizar um sono reparador, escolher alimentos ricos em nutrientes, tirar um tempo para movimento suave ou abrir espaço para a expressão emocional e o apoio.

O seu plano de *reset* personalizado é um guia vivo e em evolução, pensado para se adaptar conforme o seu corpo e a sua vida mudam. Revisitar e refinar regularmente garante que as suas escolhas de estilo de vida permaneçam alinhadas às suas necessidades e aspirações atuais. Seja ajustando a intensidade do movimento, explorando novas técnicas de manejo do estresse ou atualizando as estratégias nutricionais, manter a flexibilidade conserva o seu plano relevante e eficaz.

Lembre-se: a menopausa é um processo contínuo. Ancore-se na compaixão, comprometa-se com um autocuidado consistente e deixe o seu plano de *reset* crescer junto com você.

Checklist de Sintomas da Menopausa para Acompanhamento e Percepção

A percepção é o primeiro passo para um manejo eficaz. Este checklist de sintomas foi pensado para te ajudar a observar e acompanhar regularmente as mudanças físicas, emocionais e cognitivas comuns durante a menopausa. Manter um registro não apenas guia as suas escolhas de autocuidado como também aprimora a comunicação com os profissionais de saúde.

Use este checklist para monitorar os sintomas comuns da menopausa. O acompanhamento regular te ajuda a perceber padrões, comunicar-se de forma eficaz com os profissionais de saúde e adaptar as suas estratégias de estilo de vida.

▢ ondas de calor ou sensações súbitas de calor

▢ suores noturnos que perturbam o sono

▢ menstruação irregular ou alterações no padrão de sangramento

▢ ressecamento ou desconforto vaginal

▢ alterações na libido ou na função sexual

▢ distúrbios do sono, incluindo insônia ou sono agitado

▢ oscilações de humor, irritabilidade ou aumento da ansiedade

▢ lapsos de memória ou dificuldade de concentração

▢ fadiga ou baixa energia

▢ alterações de peso, especialmente o aumento da gordura abdominal

▢ dores nas articulações ou nos músculos

▢ pele seca ou alterações no cabelo

▢ urgência urinária ou incontinência

- ▢ dores de cabeça ou enxaquecas
- ▢ sensibilidade nos seios

Use este checklist como uma ferramenta flexível. Faça *check-ins* regulares, anote sintomas novos ou em transformação e celebre o progresso. Acompanhar te dá o poder de responder com cuidado e proatividade conforme a sua jornada na menopausa se desdobra.

Adaptando seu Plano de Reset à Menopausa

O seu plano de *reset* é um guia dinâmico que cresce junto com você. Esta atividade de planejamento te encoraja a revisitar e adaptar as suas estratégias de estilo de vida especificamente para a menopausa, garantindo que os seus hábitos e objetivos continuem a sustentar a sua saúde, o seu equilíbrio e a sua vitalidade durante esta nova fase.

Revise o seu Plano de Reset Atual

Quais pilares continuam fortes e me sustentam?

____

____

____

____

____

____

____

____

Onde estão os meus maiores desafios durante a menopausa?

Identifique as Adaptações Necessárias

Que mudanças ou novos hábitos podem ajudar a lidar com o surgimento de sintomas ou com a mudança de prioridades?

Como posso ajustar a minha nutrição, o meu movimento, o meu manejo do estresse, o meu sono, a minha regulação emocional ou as minhas estratégias hormonais?

____

____

____

____

____

____

____

____

Estabeleça Objetivos Específicos

Defina dois ou três objetivos claros e realizáveis adaptados à menopausa. Inclua prazos e formas como vou medir o progresso.

____

____

____

____

____

____

____

____

Apoio e Recursos

Liste pessoas, profissionais de saúde, grupos comunitários ou ferramentas com as quais posso me engajar para encorajamento e orientação.

____

____

____

____

____

____

Compromisso com o Autocuidado

Que ações diárias ou semanais de autocuidado vou priorizar para nutrir o meu bem-estar?

____

____

____

____

____

Revisite este plano periodicamente para refletir sobre o que está funcionando e onde posso precisar de ajustes. O seu planejamento proativo cultiva um empoderamento e uma resiliência contínuos ao longo da menopausa.

Mudanças de Mentalidade e Preparo para a Próxima Fase

A menopausa é tanto uma jornada mental e emocional quanto física. Estas perguntas de reflexão te convidam a explorar a sua mentalidade, reconhecer os seus sentimentos e cultivar o preparo para as mudanças que estão por vir com curiosidade e autocompaixão.

Como a minha perspectiva sobre a menopausa evoluiu ao longo da minha jornada da perimenopausa?

____

____

____

____

____

____

Que aspectos dessa transição estou acolhendo com abertura?

____

____

____

____

____

____

____

Onde sinto resistência ou medo, e como posso abordar esses sentimentos com compaixão?

Que forças e habilidades desenvolvi que vão me sustentar na menopausa?

Como posso continuar a nutrir uma mentalidade de autoconhecimento conforme encaro novas experiências?

Que práticas contínuas vão me ajudar a me manter conectada aos meus valores e às minhas intenções?

Como vou celebrar a minha resiliência e o meu progresso durante este próximo capítulo?

____

____

____

____

____

____

____

Use estas perguntas como uma prática regular no diário ou em conversa para nutrir uma mentalidade positiva e voltada para o crescimento. Acolher a reflexão te ajuda a encarar a menopausa com abertura e força.

Conforme você segue em frente, lembre-se de que os seis pilares que você criou continuam a oferecer um apoio poderoso, mesmo conforme as suas necessidades evoluem. Acompanhar os seus sintomas, revisitar o seu plano de *reset* e acolher estratégias adaptadas a esta fase te dão o poder de navegar pela menopausa com confiança e resiliência.

Você agora faz parte de uma comunidade crescente de mulheres que estão reescrevendo a narrativa em torno da meia-idade e da menopausa, acolhendo-a como um tempo de renovação e força. Que você continue a corporificar o seu *reset* com confiança e felicidade, defenda os seus interesses em saúde e inspire outras mulheres pelo seu exemplo vivido.

Conclusão

Você chegou ao fim deste livro, mas na verdade, está diante do limiar de um novo capítulo da sua vida. A perimenopausa pode parecer confusa, até mesmo desestabilizadora, mas ao aprender, explorar e escolher um caminho de empoderamento, você já deu um passo notável.

Esta fase da vida é muito mais do que uma coleção de sintomas para suportar. É um convite para resetar hábitos, se reconectar com o seu corpo e construir bases mais firmes para os anos que virão. Os seis Pilares do Estilo de Vida são as suas ferramentas: passos pequenos e flexíveis que guiam o seu sistema de volta ao equilíbrio.

Celebre este compromisso. Você se juntou a uma comunidade crescente de mulheres que estão redefinindo a meia-idade ao escolher força, clareza e serenidade em lugar da confusão e do silêncio. Mantenha o seu plano de *reset* por perto, deixe os seus diários de acompanhamento e as suas reflexões evoluírem e busque apoio em comunidades e profissionais de saúde que honrem a sua voz.

Compartilhe a sua jornada com outras mulheres para ajudá-las a usar esta fase da vida como um *reset*. Cada conversa honesta quebra o estigma, ajudando outra mulher a se sentir vista e amparada. É assim que transformamos a meia-idade: de algo a suportar para algo a acolher.

Carregue estas ferramentas com cuidado. Mova-se com intenção, honre as suas necessidades e conduza o seu bem-estar com compaixão. Que este capítulo seja o seu ritual de renovação: um ato diário de escutar, ajustar e celebrar a si mesma.

Renasça com firmeza. Cresça com intenção. Brilhe com a vitalidade do seu eu em transformação. A jornada continua, e você está pronta.

Referências e Leitura Complementar

As fontes abaixo incluem tanto obras citadas diretamente neste livro quanto pesquisas adicionais que contribuíram para sua elaboração. Elas são oferecidas como recurso para leitores que desejam aprofundar-se nesses temas.

Akers, A. (2023, August 3). *Preventing burnout: 7 strategies and when to seek help*. Medical News Today. https://www.medicalnewstoday.com/articles/preventing-burnout

Arnison, S. (2025, September 28). *Six pillars of lifestyle medicine*. Ascot Menopause. https://ascotmenopause.com/six-pillars-of-lifestyle-medicine

Baker, J. H., Eisenlohr-Moul, T., Wu, Y.-K., Schiller, C. E., Bulik, C. M., & Girdler, S. S. (2019). Ovarian hormones influence eating disorder symptom variability during the menopause transition: A pilot study. *Eating Behaviors*, *35*, 101337. https://doi.org/10.1016/j.eatbeh.2019.101337

Bendis, P. C., Zimmerman, S., Onisiforou, A., Zanos, P., & Georgiou, P. (2024). The impact of estradiol on serotonin, glutamate, and dopamine systems. *Frontiers in Neuroscience*, *18*. https://doi.org/10.3389/fnins.2024.1348551

Brown, C. M. (2025, April 25). *Menopause cravings: Hormones and appetite*. Winona. https://bywinona.com/journal/menopause-cravings-the-connection-between-hormones-and-appetite?srsltid=AfmBOop7n6qXOH9OCMNt0dM_Bq5d093QTfX3NOGZ5QFnmgYkHShvqpT6

Brown, L. (2017, June 29). *Self-compassion may help women cope with menopausal symptoms*. The University of Melbourne.

https://pursuit.unimelb.edu.au/articles/self-compassion-may-help-women-cope-with-menopausal-symptoms

Calcium. (2025, July 11). National Institutes of Health. https://ods.od.nih.gov/factsheets/Calcium-HealthProfessional/

Caraher, E. (n.d.). *The difference between physical hunger and emotional hunger.* Northwell Mather Hospital. https://www.matherhospital.org/weight-loss-matters/the-difference-between-physical-hunger-and-emotional-hunger/

Carefoot, H. (2025, October 30). *6 lifestyle changes improve menopause symptoms, experts say.* Flow Space. https://www.theflowspace.com/reproductive-health/menopause/lifestyle-changes-menopause-symptoms-3008972/

Caring for your skin in menopause. (2023, November 20). American Academy of Dermatology Association. https://www.aad.org/public/everyday-care/skin-care-secrets/anti-aging/skin-care-during-menopause

Cauley, J. A. (2015). Estrogen and bone health in men and women. *Steroids, 99*, 11–15. https://doi.org/10.1016/j.steroids.2014.12.010

Cepni, A. B., Ma, H. Y., Irshad, A. M., Yoe, G. K., & Johnston, C. A. (2024). Addressing shame through self-compassion. *American Journal of Lifestyle Medicine.* https://doi.org/10.1177/15598276241292993

Chong, J., & Collyer, J. (2024, March). Perimenopause: What it is and how to cope with the physical and emotional impact. *The Skill Collective.* https://theskillcollective.com/blog/perimenopause-signs

Clear, J. (n.d.). *The ultimate habit tracker guide: Why and how to track your habits.* James Clear. https://jamesclear.com/habit-tracker

Coslov, N., Richardson, M. K., & Woods, N. F. (2023). "Not feeling like myself" in perimenopause — what does it mean? Observations from the Women Living Better survey. *Menopause*, 10.1097/GME.0000000000002339. https://doi.org/10.1097/GME.0000000000002339

Cunningham, S. (2025, March 31). *Rest and recovery are critical for an athlete's physiological and psychological well-being.* UCHealth. https://www.uchealth.org/today/rest-and-recovery-for-athletes-physiological-psychological-well-being/

Dias, R. K. N., Penna, E. M., Noronha, Á. S. N., Neto, O. B., Monteiro, E. P., & Coswig, V. S. (2024). Minimal dose resistance training enhances strength without affecting cardiac autonomic modulation in menopausal women: a randomized clinical trial. *Scientific Reports*, *14*(1), 19355. https://doi.org/10.1038/s41598-024-69073-4

Dick, B. (2025, September 11). Rediscovering your "why": Finding purpose and passion in your 40s. *Bonafide.* https://hellobonafide.com/blogs/news/finding-purpose-menopause

Digitale, E. (2024, May 16). *Mental health and menopause: There are connections and solutions.* Stanford Medicine. https://med.stanford.edu/news/insights/2024/05/mental-health-menopause-perimenopause-solutions.html

Dodson, M. (2025, October 1). Perimenopause to menopause: Reclaiming restful sleep. *One Medical.* https://www.onemedical.com/blog/preventive-care/perimenopause-to-menopause-reclaiming-restful-sleep/

Dutchen, S. (2021). *The mental health aspects of menopause.* Harvard Medicine Magazine. https://magazine.hms.harvard.edu/articles/mental-health-aspects-menopause

Dweck, C. (2017). *Mindset: Changing the way you think to fulfill your potential.* Robinson.

Edwards, K. M., & Mills, P. J. (2008). Effects of estrogen versus estrogen and progesterone on cortisol and interleukin-6. *Maturitas, 61*(4), 330–333. https://doi.org/10.1016/j.maturitas.2008.09.024

Erbil, N. (2018). Attitudes towards menopause and depression, body image of women during menopause. *Alexandria Journal of Medicine, 54*(3), 241–246. https://doi.org/10.1016/j.ajme.2017.05.012

Erdélyi, A., Pálfi, E., Tűű, L., Nas, K., Szűcs, Z., Török, M., Jakab, A., & Várbíró, S. (2024). The importance of nutrition in menopause and perimenopause — A review. *Nutrients, 16*(1), 27. https://doi.org/10.3390/nu16010027

Fenske, S. (2025, September 1). *Circadian rhythm and sleep in perimenopause.* Tara MD. https://www.taramd.com/post/circadian-rhythm-and-sleep-in-perimenopause

Fry, A. (2025, July 29). *Sleep, athletic performance, and recovery.* Sleep Foundation. https://www.sleepfoundation.org/physical-activity/athletic-performance-and-sleep

Gastman, S., & Hanan, M. (2023, May 30). *How menopause can impact your relationship with food.* Dietetically Speaking. https://dieteticallyspeaking.com/how-menopause-can-impact-your-relationship-with-food/

Hanna, C. (2025, January 21). Guide to boosting body image during menopause. *Versalie.* https://www.versalie.com/blogs/learn/body-image-during-menopause

Harland, N. (n.d.). *Physical vs emotional hunger: understanding the key differences.* Numan. https://www.numan.com/weight-loss/diet/physical-vs-emotional-hunger-key-differences

Harper-Harrison, G., Shanahan, M. M., & Carlson, K. (2024). *Hormone replacement therapy.* National Library of Medicine. https://www.ncbi.nlm.nih.gov/books/NBK493191/

Hassing, S. (2025, September 14). *22 high protein high fiber meals.* The Real Food Dietitians. https://therealfooddietitians.com/high-protein-high-fiber-meals/

Haver, M. C. (2024, April 30). *Your complete guide to finding excellent menopause care.* Oprah Daily. https://www.oprahdaily.com/life/health/a60527187/guide-to-finding-menopause-treatment/

Haufe, A., & Leeners, B. (2023). Sleep disturbances across a woman's lifespan: What is the role of reproductive hormones? *Journal of the Endocrine Society*, *7*(5). https://doi.org/10.1210/jendso/bvad036

Hirschberg, A. L. (2012). Sex hormones, appetite and eating behaviour in women. *Maturitas*, *71*(3), 248–256. https://doi.org/10.1016/j.maturitas.2011.12.016

Isenmann, E., Kaluza, D., Havers, T., Elbeshausen, A., Geisler, S., Hofmann, K., Flenker, U., Diel, P., & Gavanda, S. (2023). Resistance training alters body composition in middle-aged women depending on menopause - A 20-week control trial. *BMC Women's Health*, *23*(1). https://doi.org/10.1186/s12905-023-02671-y

Klynn, B. (2024, November 28). Emotional regulation: Skills, exercises, and Strategies. *BetterUp.* https://www.betterup.com/blog/emotional-regulation-skills

Lang, A. (2024, November 27). *10 natural ways to balance your hormones.* Healthline. https://www.healthline.com/nutrition/balance-hormones

Lewis, H. (2024, November 12). *How to set boundaries at work – with examples.* Halo Psychology. https://halopsychology.com/2024/11/12/how-to-set-boundaries-at-work-with-examples/

Liu, A. (2025, March 18). *Perimenopause and menopause and your mental health: What you need to know.* Lukin Center for Psychotherapy. https://www.lukincenter.com/perimenopause-and-menopause-and-your-mental-health-what-you-need-to-know/

Lovink, R. (2025, November 4). *Understanding perimenopause and gut health.* Canadian Digestive Health Foundation. https://cdhf.ca/en/understanding-perimenopause-and-gut-health/

Lubeck, B. (2025, August 25). *18 herbs and supplements for balanced hormones.* Verywell Health. https://www.verywellhealth.com/can-supplements-help-balance-your-hormones-7965924

Lutich, A. (2024, August 2). Menopause is having a moment: Debunking common myths. *UT Southwestern Medical Center.* https://utswmed.org/medblog/menopause-myths/

MacAvoy, S., & Clasen Marsanico, T. (2025, February). *28 easy high-protein, high-fiber meals for all your health goals.* Good Housekeeping. https://www.goodhousekeeping.com/food-recipes/healthy/g63350024/high-protein-high-fiber-meals/

Marks, J. L. (2025, August 6). *10 tips to manage menopausal fatigue.* Everyday Health. https://www.everydayhealth.com/hs/guide-to-managing-menopause/8-energy-boosters-for-menopause-fatigue/

Matza, S. (2025, April 14). Why comfort food cravings intensify during perimenopause. *Patients like Me.* https://www.patientslikeme.com/blog/perimenopause-hunger-food-cravings

McGarvie, S. (2025, January 9). *Emotional regulation: 5 evidence-based regulation techniques.* Positive Psychology. https://positivepsychology.com/emotion-regulation/

McIntyre, R. (2024, April 17). How to practise self-compassion during menopause. *VHi.* https://www1.vhi.ie/blog/articles/how-to-practise-self-compassion-during-menopause

Melatonin. (2025, April 28). Cleveland Clinic. https://my.clevelandclinic.org/health/articles/23411-melatonin

Melemis, S. M. (2015). Relapse prevention and the five rules of recovery. *The Yale Journal of Biology and Medicine*, *88*(3), 325. https://pmc.ncbi.nlm.nih.gov/articles/PMC4553654/

Menefee, D. S., Ledoux, T., & Johnston, C. A. (2022). The importance of emotional regulation in mental health. *American Journal of Lifestyle Medicine*, *16*(1), 28–31. https://doi.org/10.1177/15598276211049771

Metcalf, C. A., Duffy, K. A., Page, C. E., & Novick, A. M. (2023). Cognitive problems in perimenopause: A review of recent evidence. *Current Psychiatry Reports*, *25*(10), 501–511. https://doi.org/10.1007/s11920-023-01447-3

Migala, J. (2024, December 6). *Menopause diet plan: What to eat during menopause.* Midi. https://www.joinmidi.com/post/menopause-diet-plan

Musial, N., Ali, Z., Grbevski, J., Veerakumar, A., & Sharma, P. (2021). Perimenopause and first-onset mood disorders: A closer look. *Psychiatry Online*, *19*(3), 330–337. https://doi.org/10.1176/appi.focus.20200041

Nappi, R. E. (2025). Lifestyle medicine: a must-have in the menopause toolkit. *Climacteric*, *28*(5), 475–477. https://doi.org/10.1080/13697137.2025.2549207

Newson, L. (2024, December 30). *How to set goals to boost your health and happiness.* Dr Louise Newson. https://www.drlouisenewson.co.uk/knowledge/how-to-set-goals-to-boost-your-health-and-happiness

Nichols, H. (2025, April 22). *Estrogen: Functions, uses, and imbalances.* Medical News Today. https://www.medicalnewstoday.com/articles/277177

Park, K. M. (2024, August 13). *Sleep disturbance in perimenopausal women.* Chronobiology in Medicine. https://www.chronobiologyinmedicine.org/m/journal/view.php?number=182

Patil, R. C., & Unverferth, K. (2023, October 24). *Treating the mental health side of menopause.* UCLA Health. https://www.uclahealth.org/news/article/treating-mental-health-side-menopause

Perimenopause. (2024, August 8). Cleveland Clinic. https://my.clevelandclinic.org/health/diseases/21608-perimenopause

Perimenopause. (2025, August 14). Mayo Clinic. https://www.mayoclinic.org/diseases-conditions/perimenopause/symptoms-causes/syc-20354666

Peters, B., Santoro, N., Kaplan, R., & Qi, Q. (2022). Spotlight on the gut microbiome in menopause: Current insights. *International Journal of Women's Health, Volume 14*(14), 1059–1072. https://doi.org/10.2147/ijwh.s340491

The perimenopause timeline: how long it lasts and what happens. (2025, February 28). Evernow. https://www.evernow.com/learn/the-perimenopause-timeline?srsltid=AfmBOoogFpV8PXNNa0enYt6a7VR38UJJKrnAMVNkmZSs01-UwF4sfy3n

Perry, E. (2023, December 19). The 11 best habit tracker apps to build new behaviors. *BetterUp.* https://www.betterup.com/blog/best-habit-tracker-apps

Pinelli, K. (2025, October 28). *How perimenopause impacts your sense of self—and how to reclaim it.* Rust Wellness Group. https://www.rustwellnessgroup.com/how-perimenopause-impacts-your-sense-of-self-and-how-to-reclaim-it

Progesterone changes in perimenopause. (2024, April 1). Tara MD. https://www.taramd.com/post/progesterone-changes-in-perimenopause

Santoro, N., Epperson, C. N., & Mathews, S. B. (2015). Menopausal symptoms and their management. *Endocrinology and Metabolism Clinics of North America, 44*(3), 497–515. https://doi.org/10.1016/j.ecl.2015.05.001

Scaccia, A. (2022, July 3). *Serotonin: Functions, side effects, and more.* Healthline. https://www.healthline.com/health/mental-health/serotonin

Sexual health. (n.d.). The Menopause Society. https://menopause.org/patient-education/menopause-topics/sexual-health

Silver, N. (2023, April). *Mood changes during perimenopause are real. Here's what to know.* Every Stage Health. https://www.acog.org/womens-health/experts-and-stories/the-latest/mood-changes-during-perimenopause-are-real-heres-what-to-know

Smith, C. (2024, December 3). *Perimenopause tiredness: Managing menopause fatigue.* The Women's Clinic. https://www.thewomensclinic.co.uk/perimenopause-tiredness-managing-menopause-fatigue/

Smith, M., Robinson, L., & Segal, J. (2025, January 16). *Emotional eating and how to stop it.* HelpGuide.org. https://www.helpguide.org/wellness/weight-loss/emotional-eating

Somers, D. L. (2025, June 16). Menopause and sleep: How to get a better night's rest. *Temple Health.* https://www.templehealth.org/about/blog/menopause-and-sleep

Stafford, E. (2025, May 1). *The power of prioritization: How to work smarter, avoid burnout and drive real impact.* Forbes. https://www.forbes.com/councils/forbesbusinesscouncil/2025/05/01/the-power-of-prioritization-how-to-work-smarter-avoid-burnout-and-drive-real-impact/

Stasnopolis, A. (2025, July 14). Hormone-balancing diet: Top foods that help balance hormones. *Scrubbing In.* https://www.bswhealth.com/blog/hormone-balancing-diet

Stewart, M. (2023, May 1). *How to handle menopause brain fog.* National Council on Aging. https://www.ncoa.org/article/how-to-handle-menopause-brain-fog/

Stone, E. (n.d.). Perimenopause and fatigue: Tips for boosting your energy levels. *Virginia Physicians for Women.* https://vpfw.com/blog/perimenopause-and-fatigue-tips-for-boosting-your-energy-levels/

Sutton, J. (2021, July 24). *How to boost self-esteem: 12 simple exercises and CBT tools.* Positive Psychology. https://positivepsychology.com/self-esteem-boost-exercises/

Sutton, J. (2022, February 1). *How to change behavior and habits: 15 therapy techniques.* Positive Psychology. https://positivepsychology.com/behavior-change-techniques/

Team Asana. (2025, January 29). *The Eisenhower matrix: How to prioritize your to-do list.* Asana. https://asana.com/resources/eisenhower-matrix

Watson, S., & Cherney, K. (2025, May 1). *The effects of sleep deprivation on your body.* Healthline. https://www.healthline.com/health/sleep-deprivation/effects-on-body

Way, G. (2025, June 27). *Best skin care for menopausal skin.* Midi. https://www.joinmidi.com/post/best-skincare-for-menopausal-skin

Welch, A. (2024, July 23). *30-second breath work exercises you can do anywhere.* EverydayHealth. https://www.everydayhealth.com/integrative-health/breathwork-exercises-you-can-do-anywhere/

West, E. (2025, March 11). Nutritional tips for perimenopausal and menopausal women. *Eileen West MD and Associates.*

https://www.eileenwestmd.com/blog/perimenopause-and-menopause-nutrition-tips/

Woods, N. F., Mitchell, E. S., & Smith-DiJulio, K. (2009). Cortisol levels during the menopausal transition and early postmenopause. *Menopause*, *16*(4), 708–718. https://doi.org/10.1097/gme.0b013e318198d6b2

Yazdkhasti, M., Simbar, M., & Abdi, F. (2015). Empowerment and coping strategies in menopause women: A review. *Iranian Red Crescent Medical Journal*, *17*(3). https://doi.org/10.5812/ircmj.18944

Zhang, T. (n.d.). *Navigating perimenopause: 5 tips from a women's health provider.* Johns Hopkins Medicine. Retrieved November 16, 2025, from https://www.hopkinsmedicine.org/health/wellness-and-prevention/navigating-perimenopause-5-tips-from-a-womens-health-provider.

www.ingramcontent.com/pod-product-compliance
Lightning Source LLC
LaVergne TN
LVHW100509110826
845146LV00002B/565

* 9 7 9 8 9 9 6 3 4 9 1 4 2 *